DE

LA THROMBOSE VEINEUSE

DANS LES

TUMEURS FIBREUSES DE L'UTÉRUS

PAR

Le Dr HENRI BASTARD

Ancien interne des hôpitaux de Paris
Médaille de bronze de l'Assistance publique,
Externat 1877. Internat 1881.

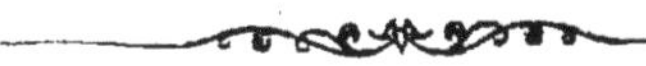

PARIS
TYP. A. PARENT, A. DAVY, Successeur
IMPRIMEUR DE LA FACULTÉ DE MÉDECINE
31, rue Monsieur-le-Prince, 31

1882

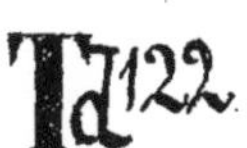

DE

LA THROMBOSE VEINEUSE

DANS LES

TUMEURS FIBREUSES DE L'UTÉRUS

DE

LA THROMBOSE VEINEUSE

DANS LES

TUMEURS FIBREUSES DE L'UTÉRUS

PAR

Le Dr HENRI BASTARD

Ancien interne des hôpitaux de Paris
Médaille de bronze de l'Assistance publique,
Externat 1877. Internat 1881.

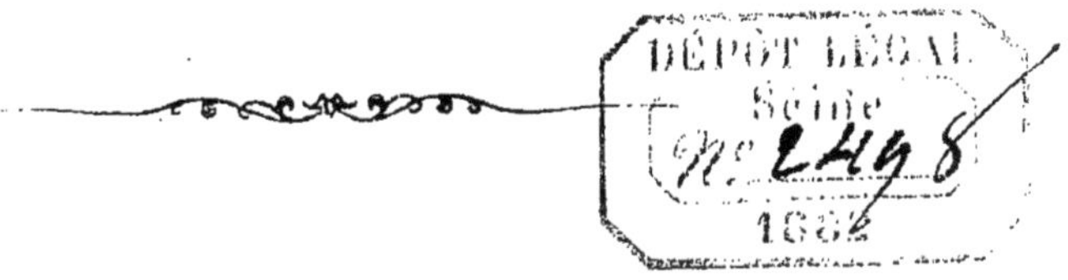

PARIS
TYP. A. PARENT, A. DAVY, Successeur
IMPRIMEUR DE LA FACULTÉ DE MÉDECINE
31, rue Monsieur-le-Prince, 31

1882

DE LA

THROMBOSE VEINEUSE

DANS LES

TUMEURS FIBREUSES DE L'UTÉRUS

Pendant le cours de notre internat, il nous a été donné d'observer, à l'hôpital de la Charité, dans le service de notre excellent maître, M. le Dr Bernutz, un cas de tumeur fibreuse de l'utérus qui présenta ceci de particulier, qu'elle se termina par la formation d'une thrombose des veines fémorale et iliaque, laquelle fut suivie de mort par embolie pulmonaire, comme cela se voit quelquefois chez les femmes en couches.

Nous avons alors recherché s'il était fait mention de cet accident dans l'histoire des corps fibreux utérins, et nous avons pu constater que les auteurs, qui ont décrit cette affection, ne parlent en aucune façon de cette complication ; c'est ce qui nous a déterminé à faire, de ce point limité de la question, le sujet de notre thèse inaugurale.

Nous n'aurons évidemment rien d'original à dire pas plus sur les fibromes utérins, qu'au sujet de la phlegmatia alba dolens en général. Nous désirons seulement faire ressortir, dans l'histoire des fibromes, la possibilité d'une complication qui n'a pas encore été signalée, et rechercher l'explication que l'on peut donner d'un accident qui vient singulièrement aggraver le pronostic d'une affection aussi commune que l'est le développement des tumeurs fibreuses utérines.

Avant de terminer ce préambule, nous tenons à remercier notre cher maître, M. le professeur Brouardel, qui nous a communiqué une intéressante observation. Qu'il nous soit permis en même temps de lui exprimer notre sincère affection et notre profonde reconnaissance, pour l'éintrét et la bienveillance qu'il n'a cessé de nous témoigner pendant tout le cours de nos études.

Nous sommes heureux de trouver ici l'occasion de remercier M. le Dr Bernutz, de sa bienveillance à notre égard.

Nous devons aussi des remerciements à M. le Dr Duguet, pour l'extrême obligeance avec laquelle il a mis à notre disposition les planches qui figurent à la fin de ce travail, et à nos collègues et amis Desnos, Berthaut et Siredey, qui nous ont communiqué d'intéressantes observations.

INTRODUCTION.

L'histoire des tumeurs fibreuses de l'utérus abonde en complications de toute espèce ; ces complications portent soit sur l'utérus lui-même, soit sur les organes voisins situés dans l'excavation pelvienne, et elles peuvent amener des accidents nombreux et variés dont tous les auteurs, qui ont étudié la question, se sont vivement préoccupés. Nous n'avons nullement l'intention d'entrer ici dans des détails nombreux à propos de chacune de ces complications, et nous nous bornerons à en mentionner quelques-unes qui ont plus particulièrement trait à notre sujet, et qui nous permettront plus tard de baser notre opinion au sujet de la formation des thromboses veineuses que nous avons eu l'occasion d'observer chez des femmes atteintes de fibromes utérins.

Parmi les complications qui portent sur l'utérus lui-même, nous en citerons d'abord une qui, réellement, est plutôt un symptôme de l'affection qu'une complication véritable. Nous voulons parler des hémorrhagies qui se montrent si fréquemment, presque toujours même, dans la symptomatologie des fibromes utérins ; mais il arrive parfois que ces hémorrhagies prennent un caractère tel que, par leur fréquence et par leur abondance, elles deviennent un véritable accident qui peut mettre en danger les jours de la malade. Mais, sans aller aussi loin, ces hémorrhagies, dans la grande majorité des cas, retentissent plus ou moins sur l'état général des malades ; elles entraînent avec elles un état d'épuisement, une anémie des plus marquées, qui n'existe pas sans de graves conséquences. A ces hémorrhagies, vient s'ajouter encore un autre accident qui contribue aussi, pour une large part, à augmenter l'épuisement des sujets; nous voulons parler de ces sécrétions blanches et glaireuses qui se montrent presque toujours en plus ou moins grande abondance dans l'intervalle des hémorrhagies. Parfois mê . e cette leucorrhée arrive à un tel degré d'abondance, que les malades en sont incommodées. Nous avons dans nos observations plusieurs cas de ce genre. Chez ces malades, l'anémie était arrivée à un tel degré, que la pâleur cireuse de leur peau, la décoloration complète de leurs muqueuses, leur donnait presque l'aspect d'un sujet cancéreux arrivé à la dernière période de la cachexie. Ajoutons que, chez ces malades, il existait à la base du cœur et dans les gros vaisseaux du cou, un bruit de souffle caractéristique sans lésion organique. Si nous insistons un peu sur ces symptômes et sur cet état d'anémie, c'est que, comme nous l'exposerons plus loin, nous pensons qu'il faut lui attribuer une large part dans le développement de la phlegmatia alba dolens que l'on observe quelquefois chez ces malades.

Quant aux complications qui portent sur les organes voisins de l'utérus, ce sont surtout des phénomènes de compression occasionnés par la présence d'une tumeur fibreuse plus ou moins volumineuse. Ils portent surtout sur la vessie et le rectum; dans le premier cas, ils donnent lieu à des troubles de la miction, des envies fréquentes d'uriner, ou de la rétention d'urine, et quelquefois même cela peut aller jusqu'à déterminer des accidents urémiques. Dans le second cas, on observe une constipation opiniâtre, le développement d'hémorrhoïdes. Quant aux troubles de compression que pourraient exercer ces tumeurs sur les vaisseaux iliaques, ils sont peu mentionnés dans les auteurs, et ceux qui en parlent ne les signalent que comme une possibilité, ou un fait exceptionnel. Aucun ne fait mention de la thrombose veineuse, quelle que soit la cause à laquelle on doive l'attribuer.

Becquerel (1) s'exprime ainsi : « Dans le cas de fibromes volumineux, la circulation des membres inférieurs éprouve quelquefois une gêne considérable qui peut aller jusqu'au développement variqueux, et quelquefois même jusqu'à l'infiltration des veines des jambes. »

Dans ses Leçons cliniques sur les maladies des femmes, M. Gallard (1), à propos des tumeurs fibreuses de l'utérus, parle aussi de l'œdème des membres inférieurs : « On voit, dit-il, souvent survenir, dans les membres inférieurs, un œdème plus ou moins considérable, qui s'exaspère de même par la station verticale, et qui est dû à la compression exercée sur les veines iliaques, de même que la douleur est due à la compression exercée sur les branches nerveuses du plexus sacré. Cet œdème est généralement limité à un seul membre, celui du côté vers lequel s'est développée la tumeur. Néanmoins, il peut arriver, lorsque les corps fibreux sont volumineux ou multiples, qu'ils compriment à la fois les deux veines iliaques primitives, ou même la veine cave : mais il n'en est pas ainsi dès le début, et lorsque les deux membres sont œdématiés en même temps, ils ne le sont pas également. »

Enfin, M. de Sinéty (2) parle aussi de troubles de la circulation veineuse occasionnés par la présence des fibro-

(1) Becquerel. Traité clinique des maladies de l'utérus, t. II, p. 131.
(1) Gallard. Leçons cliniques sur les maladies des femmes, p. 544.
(2) De Sinéty. Manuel de gynécologie, p. 397 et suiv.

mes : « La compression, dit-il, opérée par le néoplasme sur les plexus nerveux, peut amener des névralgies et même des paralysies des membres inférieurs. Les troubles de la circulation veineuse pourraient donner lieu à de l'œdème ou de l'ascite. Il faut pour cela des tumeurs tellement volumineuses, qu'on n'a qu'exceptionnellement l'occasion d'en observer. En général, l'œdème est plutôt un symptôme de tumeur maligne. On a cité des cas d'embolies pulmonaires consécutives à une thrombose des veines iliaques comprimées. »

Nous avons vainement cherché dans les autres auteurs quelque chose qui eût trait à la compression des vaisseaux iliaques, et les trois que nous venons de citer sont les seuls qui fassent allusion à des troubles de la circulation veineuse, et encore ne parlent-ils que de l'œdème simple ; ils admettent même cet œdème comme un fait rare dans l'histoire des fibromes utérins, et lui attribuent plus volontiers la valeur que lui attribuait Trousseau dans le diagnostic des affections cancéreuses.

M. de Sinéty est le seul qui fasse allusion à la thrombose veineuse, et il s'appuie pour cela sur les observations publiées par MM. Duguet et Sevestre, et que nous rapportons plus loin *in extenso*.

Le silence que gardent les auteurs sur cette complication des fibromes utérins indique manifestement combien est rare dans ces cas le développement de la phlegmatia alba dolens. On sait, en effet, que les tumeurs fibreuses de l'utérus sont une affection des plus communes, et malgré cela et malgré les nombreuses recherches que nous avons faites, nous ne sommes parvenu à réunir que quinze observations de myomes utérins compliqués de thrombose veineuse.

Nous ne voulons pas faire dans ce travail une étude complète et détaillée des symptômes de la phlegmatia alba dolens en général. Nous nous bornerons seulement à en signaler quelques-uns, et nous insisterons davantage sur les particularités que nous avons cru rencontrer en analysant les observations qui font le sujet de cette étude. Nous verrons ensuite quel pronostic entraîne avec elle la thrombose veineuse dans ce cas, et à ce sujet nous pourrons faire un rapprochement avec la phlegmatia alba dolens des cancéreux. Enfin, nous rechercherons à quelle cause il faut attribuer la formation de ces coagulations intra-veineuses, en un mot quelle en est, à notre avis, la pathogénie dans le cas particulier que nous étudions.

Parmi nos observations, il en est une, celle qui porte le n° XV, qui n'est pas une tumeur fibreuse de l'utérus ; néanmoins, nous avons cru pouvoir la faire figurer dans ce travail, en raison de l'analogie qu'elle présente avec nos autres observations. En effet, il s'agit d'un kyste fibreux, d'une tumeur fibro-kystique, développée dans le tissu cellulaire sous-péritonéal, au voisinage de l'utérus. C'est, en un mot, une tumeur bénigne qui a donné lieu, comme dans nos autres observations, au développement d'une phlegmatia alba dolens.

SYMPTOMES ET SIÈGE.

La phlegmatia alba dolens qui survient chez les femmes atteintes de fibromes utérins est, avons-nous dit, un fait assez rare. Mais lorsque cette complication existe, à quel moment la voit-on survenir ? D'après les observations que nous avons réunies, on peut voir que la thrombose est toujours survenue alors que la tumeur fibreuse existait déjà depuis assez longtemps, plusieurs mois, et même plusieurs années. Souvent, le fibrome avait acquis un volume assez considérable, mais cette condition ne s'est pas présentée dans tous les cas; au contraire, la tumeur n'avait parfois que des dimensions relativement faibles, et nous verrons, du reste, que ce n'est pas toujours la compression des vaisseaux qu'il faut incriminer pour expliquer la coagulation intra-veineuse.

Un symptôme qui, au contraire, s'est rencontré chez presque toutes les malades, est un état d'anémie très prononcé. Presque toutes avaient eu depuis assez longtemps des hémorrhagies très fréquentes et très abondantes, qui étaient évidemment la cause de leur anémie; elles ont, en outre, présenté un autre symptôme qui contribuait à les épuiser, une leucorrhée plus ou moins abondante qui, dans plus d'un cas, était même arrivée à des proportions vraiment considérables. Nous verrons, dans un autre chapitre, quelle importance il faut, à notre avis, attribuer à cet état anémique dans le développement de la phlegmatia alba dolens.

Comme nous l'avons déjà dit, nous ne voulons point ici faire une étude détaillée de la phlegmatia alba dolens et nous arrêter longuement sur chacun de ses symptômes. Néanmoins, nous croyons qu'il ne sera pas inutile de rappeler rapidement quels sont les signes de cette affection, tels que les ont décrits les auteurs, pour signaler ensuite les particularités que nous avons cru rencontrer, lorsqu'elle survient chez des femmes atteintes de tumeurs fibreuses de l'utérus.

« Le plus souvent, dit Trousseau (1), c'est d'une ma-

(1) Trousseau. Clinique médicale, t. III, p. 705.

nière soudaine que se montre l'œdème douloureux; les malades, sans cause appréciable, accusent de la douleur dans un membre, en même temps que l'on constate l'œdème. La douleur peut varier de forme : tantôt c'est une pesanteur, un engourdissement pénible de tout le membre affecté; d'autres fois, c'est une douleur continue, avec redoublement dans un point, le plus souvent pour le membre inférieur au mollet, à l'aine, dans la région inférieure de la cuisse ou dans le creux poplité; pour le bras, le siège le plus fréquent de la douleur est dans l'aisselle. Si l'observateur appuie le doigt sur le point douloureux ou prend à pleine main les masses musculaires où existe la douleur spontanée, il détermine des douleurs plus vives et qui souvent font pousser des cris. La douleur et l'engourdissement sont quelquefois accompagnés de l'impossibilité d'exécuter le moindre mouvement volontaire; ainsi les malades ne peuvent ni étendre, ni fléchir les orteils, remuer la jambe ou la cuisse, et quelquefois il existe des douleurs articulaires qui rendent compte de cette immobilité des membres; dans d'autres cas où la pression ne détermine aucune douleur articulaire, tout mouvement est impossible, comme s'il y avait paralysie des muscles. »

Outre la douleur sur laquelle tous les auteurs insistent et qui est un des termes de la triade dont l'affection porte le nom, il y a l'œdème qui se montre avec les caractères particuliers qu'on lui connaît; il est blanc, lisse et donne au membre une forme presque cylindrique. Puis l'on sent, sur le trajet de la veine principale du membre, un cordon dur formé par le vaisseau oblitéré; enfin, l'on voit bientôt se dessiner sous la peau des veines bleuâtres qui sont l'indice du rétablissement de la circulation par les voies collatérales.

Tels sont, en résumé, les symptômes de la phlegmatia alba dolens, telle qu'on a coutume de l'observer. Les malades qui font le sujet de nos observations ont d'une façon générale présenté les mêmes symptômes ; cependant nous avons pu constater quelques différences, et nous avons à noter quelques particularités dans les signes qu'elles ont présenté.

Ainsi l'élément douleur n'est pas aussi constant qu'on veut bien le dire, il y a même des cas où il a fait presque absolument défaut. Chez la malade que nous avons observée nous-même, la thrombose veineuse s'est développée sans occasionner aucune douleur, tandis qu'habituellement ce dernier signe précède généralement de quelques heures ou de quelques jours l'apparition de l'œdème. Dans tous les cas il se manifeste au moins en même temps que l'enflure du membre. Chez notre malade, ce symptôme a été à peu près nul ; elle s'est aperçue un jour que sa jambe était enflée, mais cet œdème n'avait été précédé ni accompagné d'aucune sensation douloureuse, et jamais elle n'a éprouvé de douleurs spontanées, si bien qu'elle demandait à se lever. Seule, la palpation le long du cordon formé par la veine provoquait une légère sensibilité. Dans les autres observations, il semble qu'il en a été de même pour plusieurs des malades ; du moins la douleur n'est pas signalée, et il est probable que si elle existait elle devrait être très modérée, puisqu'il n'en est pas fait mention. Il est probable et nous pensons que cette absence de douleur tient à ce que la coagulation intra-veineuse se fait d'une façon tout à fait passive et sans qu'il se développe soit primitivement, soit secondairement, une inflammation du vaisseau. Plus loin, nous verrons quelle importance il faut rattacher à ce fait.

Un autre symptôme qui a fait défaut chez notre malade, c'est le rétablissement de la circulation par les voies collatérales; en effet, à aucun moment nous n'avons vu chez elle se développer sous la peau du membre affecté des veines bleuâtres qui sont l'indice de la suppléance de la circulation. Il n'en est fait aussi mention dans aucune des autres observations. Nous aurons à examiner ultérieurement si, comme le précédent, ce fait n'a pas quelque importance.

Quant au siége de la phlegmatia alba dolens, dans presque tous les cas il a été le même ; presque toujours c'est le membre inférieur gauche qui a été pris, quelquefois les deux membres inférieurs ont été affectés, mais là encore c'est le gauche qui a été pris le premier. Enfin dans l'observation V la thrombose s'est manifestée en plusieurs endroits, d'abord sur la jambe gauche, puis au membre supérieur droit : et enfin à la jambe droite. Et, disons de suite, cette généralisation de la thrombose est une preuve bien évidente qu'elle s'est manifestée sous l'influence de l'état général, et qu'il ne faut l'attribuer à aucune cause mécanique.

Cette plus grande fréquence de la phegmatia du côté gauche a depuis longtemps été signalée, et l'on en a donné plusieurs raisons. « Les anatomistes, dit Trousseau (1), en ont demandé la raison aux rapports des vaisseaux veineux et artériels au niveau de l'angle sacro-vertébral. Dans cette région, en effet, le système artériel est situé sur un plan antérieur au système veineux, de sorte que les deux artères iliaques primitives passent au devant des veines du même nom et les coupent à angle aigu ; de plus, avant de gagner la veine cave inférieure, la veine

(1) Trousseau. Loc cit., p. 704.

iliaque primitive gauche est coupée presque transversalement par l'artère iliaque du côté droit. De ces rapports il résulte que, sur le cadavre, les artères laissent une impression marquée sur les veines sous-jacentes, et qu'il n'est pas rare, lorsque ces veines sont remplies de caillots, de trouver ces caillots fortement déprimés à l'endroit même où les veines sont croisées par les artères. Cette compression est surtout marquée pour la veine iliaque gauche; aussi les anatomistes ont-ils vu dans la plus grande compression de cette veine la cause déterminante de la plus grande fréquence de la phlegmatia du côté gauche. D'une autre part, les accoucheurs ont pensé que la présentation occipito-iliaque gauche antérieure étant la plus fréquente, il fallait peut-être attribuer à la pression de la tête, pendant le travail, sur les vaisseaux iliaques gauches, la plus grande fréquence de la phlegmatia de ce côté. »

Ces arguments, comme le fait remarquer Trousseau, ne peuvent être admis qu'à titre de cause déterminante, et encore, à notre avis, il ne faut en aucune façon attribuer à la tête du fœtus une part quelconque dans le développement de la phlegmatia à gauche chez les nouvelles accouchées. Mais c'est là une question qui ne rentre pas dans notre sujet, et sur laquelle nous ne nous étendrons pas. Quant à la raison anatomique, elle peut exister, mais elle doit avoir une bien faible part dans la production de la thrombose.

Peut-on dans les cas dont nous nous occupons trouver une autre raison pour expliquer la plus grande fréquence de la phlegmatia à gauche? Il est certain que dans quelque cas on peut invoquer la compression que doit exercer la tumeur sur les vaisseaux iliaques; mais dans bien des cas aussi, il n'est pas possible d'invoquer cette cause. Et d'ailleurs l'on voit souvent des femmes qui portent des fibromes très volumineux, qui en raison de ce volume devraient comprimer les vaisseaux, et cependant ces malades n'ont jamais présenté de phlegmatia alba dolens. En outre, celles qui ont de gros fibromes et chez lesquelles il se développe une thrombose, ne voient le plus souvent survenir cette complication que tardivement, et alors que depuis longtemps déjà leur tumeur avait le même volume. Pourquoi donc la thrombose n'aurait-elle pas apparu plus tôt?

Enfin pourquoi cette compression s'exercerait-elle toujours du côté gauche ? Il est certain que dans bien des cas le corps fibreux doit se développer à peu près également des deux côtés ou même plus du côté droit que du côté gauche.

Ainsi chez la malade de l'observation I, notre attention était attirée sur ce point, et à l'autopsie nous avons recherché avec soin s'il y avait une compression de la veine iliaque gauche.

Chez cette malade, le fibrome était parfaitement régulier, d'un volume peu considérable, et il ne proéminait pas plus d'un côté que de l'autre.

Dans l'observation IX, il semble au contraire manifeste que la tumeur a comprimé la veine iliaque primitive gauche ; mais il y a, en outre eu chez cette malade de la péritonite localisée, à la suite de laquelle il s'est développé de fausses membranes qui ont fait adhérer la tumeur à la veine et qui ont contribué pour leur part à gêner la circulation dans ce vaisseau.

Mais à part ce fait, et d'une façon générale, nous croyons qu'il est difficile de donner une explication évidente de la prédilection de la phlegmatia alba dolens pour le côté gauche. Il est certain qu'il y a là une cause qui nous est inconnue, et nous devons nous borner à constater le fait, sans en pouvoir donner une explication satisfaisante.

En résumé, l'on peut dire que lorsque chez les femmes qui ont des tumeurs fibreuses de l'utérus, il se développe une phlegmatia alba dolens, celle-ci apparaît toujours à une période assez avancée de l'évolution de la tumeur. Elle se manifeste par les symptômes que l'on observe dans toutes les thromboses vicieuses en général, avec cette réserve toutefois, que la douleur est habituellement moins prononcée, parfois même nulle, et que le rétablissement de la circulation par les voies collatérales n'est pas évident.

PRONOSTIC ET TERMINAISONS.

L'apparition d'une phlegmatia alba dolens est toujours d'nne signification assez grave, quel que soit le terrain sur lequel elle se développe. On sait, en effet, qu'une thrombose veineuse apparaissant soit chez un tuberculeux, soit chez un cancéreux, est toujours l'indice d'une terminaison fatale prochaine. Chez ces malades, en effet, la thrombose n'apparaît qu'à la dernière période de la cachexie, et lorsque tout l'organisme est profondément altéré, et elle persiste jusqu'à la mort. Il n'en est pas de même de la phegmatia alba dolens qui survient soit à la suite de couches, soit dans le cours d'une fièvre typhoïde. Le pronostic en est bien moins grave et la guérison est un fait qui est loin d'être rare.

Chez les femmes atteintes de fibromes utérins, l'apparition d'une thrombose veineuse, sans avoir une signification aussi terrible que lorsqu'elle apparaît chez des sujets cancéreux ou tuberculeux, n'en est pas moins un phénomène grave et qui comporte un pronostic très sérieux. En effet, les malades qui voient se développer chez elles une phlegmatia alba dolens sont toujours des sujets très épuisés, très anémiques et en quelque sorte cachectiques. Néanmoins ce n'est pas par ce fait que la thrombose aquiert le plus de gravité, car même arrivés à ce degré les malades peuvent encore guérir. Ce qui fait surtout la gravité du pronostic, c'est la possibilité du détachement en partie ou en masse du caillot, qui, transporté par le courant circulatoire, va former des embolies dans le cœur droit et l'artère pulmonaire. C'est là, on le sait, une des plus terribles complications de la phlegmatia alba dolens, et en édudiant nos observations, nous avons été frappé de la fréquence de cet accident. En effet, sur nos quinze observations, la mort est survenue cinq fois par embolie pulmonaire, et en outre, dans les observations X et XV, il est dit que la malade mourut subitement au milieu d'accidents dyspnéiques; l'autopsie ne démontra rien, mais l'on ne dit pas que l'on ait recherché si l'artère pulmonaire n'était pas oblitérée. Aussi nous conservons quelques doutes au sujet de ces deux observations, et nous pensons que peut-être encore dans ces deux cas il y a eu embolie pulmonaire, ce qui mettrait à sept le nombre des cas dans lesquels cela se serait terminé de cette façon. C'est une proportion considérable, surtout si on la compare à ce qui se passe dans la phlegmatia alba dolens des cancéreux et des tuberculeux. Dans ces derniers cas, il est relativement très rare d'observer une embolie pulmonaire.

A quoi faut-il attribuer la fréquence de cet accident dans la phlegmatia des femmes atteintes de fibromes utérins, et est-il possible d'en donner une explication?

Nous avons vu que, dans la plupart des cas, et surtout

dans ceux qui se sont terminés par embolie pnlmonaire, la thrombose s'était développée sans aucun travail inflammatoire ; la douleur a été très modérée, parfois même elle a été nulle, il n'y avait pas de rougeur de la peau; en un mot, la coagulation semble s'être faite d'une manière tout à fait passive et sans amener aucune réaction du côté des vaisseaux intéressés. En second lieu, nous avons fait remarquer qu'il n'y avait pas eu de rétablissement appréciable de la circulation par les voies collatérales. Ces deux faits peuvent, à notre avis, expliquer jusqu'à un certain point la facilité avec laquelle s'est produite l'embolie.

Le défaut de travail inflammatoire soit primitif, soit consécutif, explique assez bien que le caillot formé a eu moins de tendance à contracter des adhérences sur les parois vasculaires. Du reste, l'autopsie a démontré, dans la plupart des cas, qu'il n'existait pas d'inflammation des parois veineuses. Celles-ci, est-il dit, étaient à peine un peu plus colorées que celles qui ne renfermaient pas de caillots, et l'on n'a pas noté d'épaississement des parois. De plus, les fragments de caillots qui restaient dans les veines n'avaient aucune adhérence avec celles-ci, et même dans un cas, le caillot de la veine s'était détaché en masse, complètement, et on l'a retrouvé tout entier dans l'artère pulmonaire. C'est ce qui s'est passé chez la malade de l'observation III, où l'on a trouvé les veines du membre inférieur vides de concrétions sanguines ; et, en ajoutant bout à bout les fragments de caillots emboliques trouvés dans l'artère pulmonaire, ils représentaient une longueur de 50 centimètres. (Voir planche II.)

Quant à l'absence de circulation collatérale ne peut-elle pas avoir aussi contribué au détachement du caillot? La masse du sang ne trouvant pas d'autres voies pour s'engager, et étant néanmoins toujours poussée par l'impulsion artérielle, devait arriver contre le caillot qu'elle frappait continuellement. Elle a pu ainsi déterminer sa rupture et l'entraîner avec elle dans le courant circulatoire jusque dans le cœur droit et l'artère pulmonaire.

Remarquons en dernier lieu que le détachement du caillot s'est effectué presque spontanément, c'est-à-dire sans qu'il y ait eu de mouvements brusques de la malade. Plusieurs fois l'embolie s'est produite alors que la malade était dans le décubitus horizontal et ne faisait aucun mouvement. Chez la malade de l'observation I, elle s'est produite à la suite d'un mouvement qu'elle fit pour se mettre sur le bassin.

Si dans bien des cas l'embolie pulmonaire a été la terminaison de la phlegmatia alba dolens, il y en a d'autres dans lesquels la mort est survenue en dehors de cet accident, et alors elle a toujours été la conséquence de l'épuisement des malades, qui étaient tombées dans une véritable cachexie.

Enfin, quelquefois aussi, la maladie s'est terminée par la guérison de la thrombose ; l'œdème alors diminue peu à peu, puis disparaît tout à fait et tout rentre dans l'ordre.

Malheureusement ce dernier mode de terminaison semble être le plus rare, si nous nous en rapportons à nos observations.

En effet, sur 15 cas, il n'y a eu que 3 guérisons. Dans tous les autres la mort est survenue soit par embolie pulmonaire, soit par les progrès du marasme. On le voit donc, la phlegmatia alba dolens, qui se développe chez un sujet atteint de fibrome utérin, sans avoir une signification identique à celle qu'elle a lorsqu'elle survient chez un sujet tuberculeux ou cancéreux, n'en comporte pas moins un pronostic grave. Car, si elle guérit parfois, il ne faut cependant pas oublier qu'elle peut toujours devenir le point de départ d'une embolie pulmonaire. Souvent aussi elle est l'indice d'un profond épuisement de la malade, d'une cachexie, qui, pour ne pas être cancéreuse, n'en est pas moins redoutable.

Sans vouloir entrer dans des détails au sujet du traitement, nous dirons, cependant, que chez ces malades il faut redoubler de précautions, éviter toute espèce de mouvements, exiger un repos au lit absolu, pendant assez longtemps ; si l'on juge à propos d'appliquer des topiques sur le membre malade, il faudra le faire avec les plus grandes précautions et sans exercer de frictions. Enfin, une indication pressante sera dans bien des cas de relever les forces des malades par des toniques, et de faire ses efforts pour améliorer autant que possible leur état général.

PATHOGÉNIE.

Dans ce chapitre nous passerons d'abord rapidement en revue les différentes causes qui favorisent la formation des thromboses veineuses en général, après quoi nous examinerons à laquelle de ces causes nous devrons donner la préférence pour expliquer la coagulation du sang dans le cas qui nous occupe.

M. Troisier (1), dans son excellente thèse sur la phlegmatia alba dolens, s'exprime ainsi : « *A priori*, trois conditions paraissent indispensables pour que le sang reste à l'état liquide dans l'organisme. Il faut : 1° que les parois

(1) Troisier. Phlegmatia alba dolens. Th. agrég. Paris, 1880.

des vaisseaux aient conservé leurs propriétés physiologiques ; 2° que la circulation s'effectue régulièrement ; et 3° enfin, que le sang lui-même n'ait subi aucune modification élémentaire. »

Si donc la paroi du vaisseau est altérée d'une façon quelconque, si la circulation est entravée, ou enfin, si, comme cela se voit dans les différentes cachexie le sang n'a pas conservé ses propriétés normales, celui-ci dans ces trois conditions aura de la tendance à se coaguler sur place et à former une trombose.

Maintenant, il reste à savoir si ces trois conditions agissent avec une influence égale, et si chacune ne peut être plus ou moins incriminée suivant les cas. « La pathogénie de la phlegmatia alba dolens, dit M. Troisier (1), est loin d'être parfaitement élucidée, et dans cette question tout se réduit à des hypothèses. » En effet, toutes les théories qui ont été faites sur ce sujet ont leur raison d'être, mais aucune ne donne une explication complète des phénomènes pour tous les cas. La première théorie qui a été émise est celle qui attribuait la formation du caillot à l'inflammation de la paroi veineuse. C'est la théorie de la phlébite qui s'applique surtout à la phlegmatia alba dolens des femmes en couches, et dans ce cas l'inflammation de la veine crurale ne serait que la propagation du travail inflammatoire des veines utérines et hypogastriques. Cette théorie, même dans ces cas, n'est pas toujours exacte, car on a fait plusieurs fois l'autopsie de femmes en couches ayant succombé à une embolie pulmonaire consécutive à une phlegmatia alba dolens, et l'on trouvait les sinus utérins et les veines hypogastriques complètement indemnes, alors qu'il

(1) Troisier. Loc. cit., p. 120.

y avait de la phlébite de la crurale. Cette phlébite ne s'était donc pas développée par propagation et il faut en chercher la cause ailleurs. La théorie de la thrombose, telle que l'a émise Virchow, admet, au contraire de la théorie précédente, que la coagulation du sang est le phénomène primitif et que c'est la présence du caillot qui détermine secondairement l'inflammation de la paroi veineuse. Il faut alors rechercher à quelle cause il faut attribuer la coagulation du sang sur place, et quel en est le mécanisme ? C'est ici qu'il faut faire appel aux deux autres circonstances, le ralentissement de la circulatoin d'une part, et l'altération du sang d'autre part. Virchow pense que dans les cachexies la première de ces causes joue le principal rôle, et il l'explique en disant que dans ces cas la force de contraction du cœur diminue et que, consécutivement, la circulation se ralentit. Cette explication nous paraît insuffisante : nous ne pensons pas que le simple ralentissement de la circulation à lui seul puisse amener la coagulation du liquide sanguin. Il faut évidemment qu'il y ait une cause adjuvante que l'on doit chercher alors dans l'altération du sang. On sait, en effet, que celui-ci dans beaucoup d'états pathologiques subit une altération mal définie et en somme peu commune, mais incontestable, sous l'influence de laquelle il a une grande tendance à se coaguler.

Cette altération, que Vogel a appelée *inopexie*, peut expliquer dans bien des cas les thromboses veineuses, et principalement celles qui se montrent dans les cachexies cancéreuses et tuberculeuses. « Dans les cachexies, dit Trousseau (1), une stase spéciale du sang favorise la coagulation intra-veineuse, en dehors de toute cause inflammatoire.

(1) Trousseau. Clin. méd., t. III, p. 702.

Cet état du sang se rencontre encore dans la chlorose proprement dite et dans l'état puerpéral en dehors de toute inflammation. » Même dans les cas où toute lésion inflammatoire fait défaut, quelques auteurs ont refusé d'admettre que l'altération seule du sang puisse produire sa coagulation, et ils en ont cherché la raison dans une modification de la vitalité de la paroi vasculaire. M. Vulpian (1) admet cette hypothèse, tout en reconnaissant que l'examen des veines dans lesquelles on a trouvé des coagulations récentes n'avait fourni que des résultats négatifs, et M. Troisier (3) s'exprime ainsi : « Pour ma part, j'attribuerais volontiers un rôle capital à cette influence de la paroi sur le sang dans le phénomène de la coagulation. Dans mon opinion, ni le ralentissement de la circulation, ni l'altération du sang (inopexie ou autre) ne peuvent, à elles seules, expliquer la coagulation spontanée du sang vivant et circulant. Ce ne sont là que des conditions qui préparent, qui favorisent le phénomène ; mais il me paraît nécessaire, pour que le sang soit retenu sur place et se coagule, de faire intervenir une modification de la vitalité de la paroi, et peut être une modification moléculaire de l'épithélium. Cette condition dominerait les deux autres dans la production de la thrombose marastique. »

Nous ne comprenons pas pourquoi M. Troisier ne veut pas admettre que le ralentissement de la circulation ou l'altération du sang puissent expliquer le développement d'une thrombose. Chacune de ces causes prise isolément pourrait peut-être expliquer difficilement le phénomène, mais réunies, comme elles le sont toujours dans les

(2) Vulpian. Cours de 1874.
(3) Troisier. Loc. cit., p. 119.

cachexies, elles nous semblent donner une explication très suffisante de la coagulation du sang, sans qu'il soit nécessaire de faire intervenir une modification de la vitalité de la paroi.

Nous venons de jeter un rapide coup d'œil sur les théories diverses émises au sujet de la phlegmatia alba dolens et de son mode de formation dans les affections dans lesquelles elle se rencontre le plus fréquemment. Cet examen bien incomplet, il est vrai, était néanmoins nécessaire pour nous servir de base et pour donner une explication de la thrombose dans les cas qui font le sujet de cette étude.

A quoi faut-il attribuer la coagulation du sang chez les différentes malades dont nous relatons plus loin les observations ? Faut-il invoquer une inflammation qui, partie du fibrome utérin, se serait propagée par les veines utérines et hypogastriques, jusque dans la veine crurale où elle aurait déterminé la trombose ? Nous ne le pensons pas, et cela pour plusieurs raisons. D'abord si nous analysons les différents symptômes observés chez nos malades, nous voyons que la plupart n'ont présenté pendant la vie aucun symptôme d'inflammation du côté de leur tumeur. Deux seulement ont eu quelques symptômes de péritonite localisée autour du fibrome ; et encore chez ces deux malades, l'une, celle de l'observation I, qui est morte d'embolie pulmonaire, n'a donné que des signes absolument négatifs quant à la péritonite. Elle avait présenté, il est vrai, pendant quelques jours des symptômes péritonéaux, mais à l'autopsie, à notre grand étonnement, le péritoine était absolument sain, libre de toute adhérence, et la tumeur elle-même ne semblait en aucune façon avoir été à un moment donné le siège d'un travail inflammatoire.

La seconde, celle de l'observation VII, a nettement présenté de la péritonite, mais chez elle l'œdème de la jambe n'a commencé à se montrer que quinze jours plus tard, et du reste nous ne pensons pas que la phlegmasie du péritoine ait en aucune façon, quelque rapport avec une phlébite de la crurale. Si nous en parlons, c'est que l'on pourrait penser qu'il s'est fait en même temps que l'inflammation de la séreuse un peu d'inflammation du myome utérin.

Dans ce cas il peut y avoir eu un développement de fausses membranes plus ou moins épaisses, qui, comme nous l'avons vu plus haut, ont pu avoir une certaine influence sur la coagulation du sang, influence qui serait, du reste, tout à fait mécanique.

De plus, chez toutes les femmes qui sont mortes avec des thromboses, on a trouvé à l'autopsie les veines utérines et les veines hypogastriques absolument saines, et les tumeurs elles-mêmes ne sont dans aucun cas notées comme ayant présenté les lésions d'un travail inflammatoire. Les veines mêmes qui étaient le siège des thromboses, et qui contenaient des caillots, étaient à peine malades ; dans la plupart des cas on a noté qu'elles avaient une coloration un peu plus rouge que celles du côté sain, mais on ne prononce pas le mot de phlébite. L'examen microscopique n'a été fait que dans un cas, dans l'observation I ; il a été fait par notre collègue, M. Doyen, qui a trouvé un commencement d'endo-phlébite ; mais les lésions étaient tout à fait au début, et ne pouvaient être que secondaires à la présence du caillot sanguin. Nous verrons tout à l'heure que dans certains cas, du reste, il n'est absolument pas possible d'admettre une phlébité par propagation.

Néanmoins nous ne voulons nullement généraliser cette proposition, et nous ne nions pas d'une façon absolue la possibilité de cette cause de thrombose. En effet, on peut très bien admettre que dans quelques cas le fibrome devienne le siège d'un travail inflammatoire plus ou moins intense, qui gagne les veines utérines et se propage par les veines hypogastriques jusqu'à la veine fémorale, comme cela se voit assez fréquemment dans les états pathologiques qui succèdent à l'accouchement. Mais tout en admettant la possibilité de ces phlébites, nous pensons que cela doit être relativement rare, et sur les quinze observations que nous avons réunies, nous n'en avons trouvé aucun exemple.

Il n'en est pas de même du ralentissement de la circulation, comme cause de la thrombose. En effet, dans plusieurs cas que nous avons réunis, on peut facilement invoquer cette cause comme ayant engendré la coagulation intra-veineuse. Dans ces cas, les tumeurs fibreuses étaient assez volumineuses pour avoir déterminé de la compression sur les organes du petit bassin, sur le rectum, la vessie ; les malades avaient eu de la constipation, des envies fréquentes d'uriner, et même parfois jusqu'à de la rétention complète d'urine. Il n'est pas étonnant que dans ces conditions, la tumeur ait également comprimé peut-être un peu les veines iliaques, ralenti la circulation dans leur intérieur. et favorisé ainsi la thrombose. Cependant nous ne pensons pas qu'il faille attribuer à la compression seule ce phénomène, car pour que les veines iliaques soient comprimées, il aurait fallu que la tumeur remplisse exactement le petit bassin ou qu'elle vienne précisément appuyer sur les vaisseaux ; nous ne croyons pas, pour notre part, que cela se soit passé ainsi, car la plupart des tumeurs observées étaient irrégulières, sortaient du petit bassin pour se développer dans la cavité abdominale et pouvaient parfaitement n'apporter qu'un obstacle relatif à la circulation veineuse.

Chez la malade de l'observation I, le fibrome était assez régulier, ovoïde, d'un volume médiocre, et à l'autopsie on le trouvait mobile, et loin de remplir complètement l'excavation du petit bassin. Certainement chez cette malade la tumeur ne devait pas exercer une compression bien manifeste sur les veines iliaques, et surtout elle ne devait pas apporter un obstacle complet à la circulation veineuse du membre abdominal. Certainement nous ne voudrions pas généraliser ce que nous disons là pour un cas particulier, et loin de nous la pensée de dire que jamais les tumeurs fibreuses ne puissent arriver à comprimer les veines iliaques ; mais il est, croyons-nous, plus sage d'admettre qu'elles ne font que gêner plus ou moins la circulation, et que la compression qu'elles peuvent exercer dans certains cas, favorise la coagulation intra veineuse, sans la déterminer à elle seule. Il existe du reste dans nos observations un fait qui prouve bien que la compression n'était pour rien dans le développement des thromboses : nous voulons parler de la malade qui fait le sujet de l'observation V, et qui a présenté, à plusieurs reprises, des thromboses dans les veines qui ne pouvaient certes pas être comprimées par la tumeur développée dans l'utérus. Sans rejeter donc d'une façon absolue la compression exercée par la tumeur, nous pensons que, dans la plupart des cas, elle ne joue qu'un rôle accessoire, et dont il faut néanmoins tenir compte dans le développement des thromboses.

Il nous reste maintenant un dernier point à examiner : c'est la question de l'altération du sang. Chez la plupart des femmes qui sont atteintes de tumeurs fibreuses de l'utérus, dequel que volume qu'elles soient, il se manifeste le plus souvent, comme symptôme de la maladie, des hémorrhagies qui acquièrent très fréquemment une grande abondance. Ces hémorrhagies se multiplient et finissent par amener chez le sujet un état d'anémie très prononcé ; aux pertes de sang viennent encore s'ajouter des sécrétions blanches et glaireuses, qui contribuent encore beaucoup à affaiblir les malades et à augmenter l'état anémique dans lequel elles sont déjà plongées. Aussi n'est-il pas rare de voir ces malades acquérir un teint d'une pâleur extrême, cireuse, et qui parfois pourrait même faire croire, au premier abord, qu'elles sont atteintes d'une affection cancéreuse. Il y a chez elles une véritable chlorose, avec toutes ses conséquences, leur sang a perdu ses propriétés normales, et devient en quelque sorte semblable au sang des cachectiques ; n'est-ce pas du reste une véritable cachexie que cet état d'épuisement dans lequel arrivent peu à peu ces malades ? Or, MM. Andral et Gavarret, dans leurs belles études sur le sang, ont démontré que dans toutes les cachexies de quelque nature qu'elles soient, il y a diminution des globules du sang, augmentation de l'eau et augmentation relative de la fibrine. Le sang subit donc une altération qui fait qu'il a de la tendance à se coaguler sur place.

C'est donc, à notre avis, surtout dans cette altération du sang causée par l'anémie dont sont atteintes les malades qu'il faut chercher la principale cause de la formation des thromboses qui surviennent chez des sujets porteurs de fibromes utérins. Nous pouvons en partie appuyer notre opinion sur ce fait que dans quelques cas, rares il est vrai, de chlorose simple on a vu se développer de la phlegmatia alba dolens. Werner, (1) dans sa thèse, cite le cas d'une

(1) Werner. De la phlegmatia alba dolens. Th. Paris, 1860.

jeune fille qui avait une chlorose simple, et chez laquelle on vit se développer une phlegmatia alba dolens de la jambe gauche, qui dura trois semaines et se termina par la guérison. Dans ce fait on ne peut guère, il nous semble, rechercher la cause du développement de la thrombose ailleurs que dans une altération du sang, et à lui seul il démontre la possibilité de la formation d'une phlegmatia alba dolens dans un état d'anémie simple sans autres complications. On pourra comprendre à plus forte raison que chez des malades qui sont profondément anémiques et ont peut-être en outre la circulation un peu ralentie par la présence d'un fibrome volumineux, on pourra comprendre disons-nous, que le sang ait de la tendance à se coaguler.

Nous avons même un cas, celui qui fait le sujet de l'observation V, dans lequel on ne peut guère incriminer que l'altération du sang. Chez cette malade en effet, la thrombose a envahi indifféremment plusieurs régions, dans lesquelles il est impossible de faire intervenir la compression même comme cause adjurante.

Nous pensons donc que la phlegmatia alba dolens, qui se développe chez les femmes atteintes de tumeurs fibreuses utérines, a pour principale cause, une crase spéciale du sang, occasionnée par l'anémie, et qui, même dans la plupart des cas, cette cause peut être seule incriminée.

Nous ne rejetterons cependant pas complètement la compression et nous pensons que, quelquefois aussi, elle vient aider à la formation de la thrombose, en localisant peut-être le siège de celle-ci dans les veines où la circulation est ralentie par la présence de la tumeur.

CONCLUSIONS.

1° Les tumeurs fibreuses de l'utérus peuvent s'accompagner à un moment donné de leur évolution de thrombose veineuse.

2° Cette thrombose siège, non dans tous les cas, mais le plus souvent au membre inférieur gauche.

3° Elle peut être rattachée à deux causes : la première, la principale est l'état d'anémie dans lequel sont plongées les malades ; la seconde, qui le plus souvent n'est qu'adjurante, est la compression que peut exercer la tumeur sur les veines iliaques.

4° Sans avoir la signification fatale qu'elle a dans les affections cancéreuses, son pronostic est néanmoins très grave à cause de la fréquence de sa terminaison par emboli pulmonaire.

OBSERVATIONS

Observation I (personnelle).

Tumeur fibreuse de l'utérus. — Thrombose de la veine fémorale gauche. Mort par embolie pulmonaire.

Léonie H..., âgée de 42 ans, fleuriste, entrée le 2 novembre 1880 à l'hôpital de la Charité, salle Saint-Bazile, n° 25, service de M. le Dr Bernutz.

Cette femme, d'une bonne constitution, n'a jamais fait de maladies sérieuses. Réglée à 15 ans, pour la première fois, elle l'a toujours été d'une façon régulière et ses époques duraient environ quatre jours.

Depuis cinq ans environ, ses règles sont devenues plus abondantes et, à chaque époque, elle avait de véritables ménorrhagies qui duraient de sept à neuf jours ; mais, à côté de cela, elle ne présentait aucun autre symptôme. C'est depuis trois ans seulement qu'elle s'est aperçue que, pendant la durée de ses règles, son ventre grossissait un peu, pour revenir ensuite à son volume normal, une fois la perte terminée.

Cet état dura une année; depuis deux ans, elle s'aperçut que la tuméfaction persistait entre les époques menstruelles. La grosseur augmenta peu à peu, et, comme elle commençait à en être gênée, elle alla consulter le Dr Chéron, au commencement de l'année 1880.

Ce médecin diagnostiqua une tumeur fibreuse de l'utérus et lui fit suivre un traitement par l'électricité, sous l'influence duquel les ménorrhagies diminuèrent d'abondance ; mais la tumeur persista et ne diminua en aucune façon. La malade se décide à entrer à l'hôpital, où l'on constate l'état suivant :

Léonie H... a le teint pâle, mais elle jouit d'une santé relativement bonne et ne se plaint que de son ventre. Il existe en effet, dans cette région, une tumeur volumineuse que l'on délimite facilement par la palpation. Cette tumeur, d'une consistance très dure, est située exactement sur la ligne médiane ; elle a le volume d'une tête de fœtus à terme et remonte jusqu'à l'ombilic ; la palpation n'y détermine aucune sensation douloureuse.

Le toucher vaginal donne peu de renseignements, car il est difficilement praticable à cause de la présence de la membrane hymen. Néanmoins, en introduisant le doigt, on arrive sur le col de l'utérus qui est situé assez haut. Il donne la sensation d'un col normal ; si l'on cherche à explorer les culs-de-sac, on ne peut arriver jusqu'au fond et ils semblent être libres. Lorsque avec l'autre main placée sur le ventre, on imprime des mouvements à la tumeur, ces mouvements se transmettent très nettement au doigt qui est placé sur le col. Il est donc probable que l'on se trouve en présence d'une tumeur fibreuse développée dans le fond de l'utérus.

La malade perd du sang en abondance à chaque époque et pendant neuf jours, mais jamais, entre les époques, elle n'a eu de métrorrhagies ; elle perd seulement en grande abondance un liquide blanc jaunâtre. Il en résulte pour elle un état d'affaiblissement et d'anémie très marqués. Son facies est d'une grande pâleur, ses lèvres, ses gencives et ses culs-de-sac conjonctivaux sont décolorés, et il existe, à la base du cœur et se prolongeant dans les vaisseaux du cou, un bruit de souffle anémique.

Depuis plusieurs mois, la malade est habituellement constipée et elle ne peut aller à la selle qu'à l'aide de lavements. Elle a, du reste, peu d'appétit, et, depuis quelque temps, ses digestions se font mal. Jamais elle n'a présenté de troubles du côté des fonctions urinaires, et les urines analysées donnent un résultat négatif. Elle n'a également jamais eu d'œdème des membres inférieurs et a toujours pu vaquer à ses occupations jusqu'au jour de son entrée à l'hôpital.

Au début de son séjour à l'hôpital, elle a été traitée par des injections sous-cutanées d'ergotine faites surtout au moment des ménorrhagies. Sous l'influence de ce traitement, les pertes ont diminué d'abondance, mais la tumeur a conservé son volume. Après une trentaine d'injections environ, la malade a refusé de continuer ce traitement à cause des douleurs qu'il lui occasionnait et des abcès qui se formaient fréquemment au niveau des piqûres.

Au commencement de février 1881, la malade fut soumise à un traitement par les courants continus, avec 15 éléments de la pile de Daniell ; on faisait chaque jour une séance de dix minutes. Sous l'influence de ce traitement, qui fut continué pendant deux mois et demi, les ménorrhagies diminuèrent encore, mais la tumeur ne se modifia pas. Vers le milieu d'avril, la malade fut prise de douleurs dans le ventre au niveau de la tumeur, qui devint sensible au toucher. ces douleurs s'accompagnèrent de fièvre, de vomissements et d'un peu de diarrhée, accidents qui furent attribués à un peu de péritonite occasionnée par l'emploi de l'électricité ; aussi, ce traitement fut-il suspendu. Ces symptômes, qui du reste furent assez légers, diminuèrent bientôt et disparurent complètement au bout d'une huitaine de jours : néanmoins l'on ne recommença pas l'application des courants continus, et l'on se borna à l'administration d'ergot de seigle à l'intérieur aux époques menstruelles. L'état général de la malade restait à peu près le même pendant deux mois ; cependant l'anémie faisait quelques progrès.

Au commencement du mois de juin, il survint un peu d'œdème des malléoles, lequel fut attribué à la compression exercée par la tumeur sur les veines iliaques. Du côté droit, cet œdème ne dépassa pas les malléoles, mais il n'en fut pas de même du côté gauche. Au bout de quelques jours, la malade s'aperçut que l'enflure faisait des progrès ; il existait en effet un œdème assez considérable, peu douloureux, sans rougeur et remontant jusqu'à l'aine. A ce niveau, on sentait un cordon dur assez volumineux, mais qui ne descendait pas à plus de trois travers de doigt au-dessous du pli de l'aine. En un mot, la malade avait une phlegmatia alba dolens de la jambe gauche et elle fut condamnée au repos absolu.

29 juin. Sans que rien de particulier se soit manifesté dans l'état de la malade, celle-ci, dans un mouvement qu'elle fit pour se mettre sur le bassin, fut prise subitement d'accès de suffocation et mourut en dix minutes avec tous les symptômes d'une embolie pulmonaire. Elle était au sixième jour de sa perte menstruelle.

Autopsie. — Vingt-quatre heures après la mort.

Abdomen. — A l'ouverture de cette cavité, on trouve immédiatement l'utérus qui se présente, il est volumineux et remonte jusqu'à l'ombilic. On le dégage sans peine et l'on constate avec étonnement qu'il n'existe aucune adhérence, aucune trace d'inflammation péritonéale, quoique, deux mois auparavant, la malade ait présenté tous les symptômes d'une péritonite partielle.

L'utérus, sorti de la cavité abdominale, offre le volume d'une tête de fœtus à terme. L'on incise la paroi antérieure de l'organe et l'on constate alors la présence d'une tumeur fibreuse, unique, interstitielle et occupant la partie supérieure et postérieure de l'organe. Elle fait saillie du côté de la cavité et lui donne l'aspect de la cavité d'un utérus bicorne.

La tumeur ne descend pas plus bas que la jonction du corps avec le col. Celui-ci est sain, ainsi que la paroi antérieure de l'organe.

L'ovaire gauche contient un petit kyste sanguin du volume d'une noix. Les ligaments larges sont absolument sains, il n'existe chez eux aucune trace de phlébite, ni d'inflammation quelconque.

La vessie a le volume normal. Le foie, la rate et les reins n'offrent rien de spécial.

Thorax. — Le cœur est gros, assez mou et présente une notable surcharge graisseuse. Les cavités ne renferment que des caillots agoniques.

En incisant l'artère pulmonaire, on trouve dans son intérieur un caillot cylindrique de la grosseur du petit doigt. Ce caillot, qui se termine brusquement et qui est comme cassé à ses deux extrémités, commence un peu au-dessous de la bifurcation de l'artère pulmonaire et se prolonge dans la branche gauche de cette artère qu'il oblitère complètement.

Il faut, en outre, noter qu'au niveau de la bifurcation de l'artère, ce caillot empiète en partie sur la lumière de la branche droite qu'il obstrue incomplètement. Ce caillot est absolument semblable à celui que l'on rencontre dans la veine crurale et que nous décrirons plus loin.

Les poumons sont sains et seulement d'une teinte pâle ; ils crépitent bien et n'offrent pas trace de tubercules.

Membres. — La veine fémorale du côté gauche est remplie par un caillot qui est cassé brusquement au niveau de l'arcade fémorale, un peu au-dessus de l'embouchure de la saphine interne ; celle-ci est restée perméable.

La paroi de la veine semble absolument saine et il n'y a aucune adhérence avec le caillot. Cependant, l'examen microscopique démontre qu'il y avait un commencement d'endophlébite, et il est probable que les adhérences n'auraient pas tardé à se former. Le caillot lui-même est formé de deux parties ; l'une, plus ancienne en rapport avec la paroi postérieure de la veine, est formée de fibrine ; l'autre partie est formée de sang nouvellement coagulé et renferme encore des globules. Il est probable que le courant sanguin de la saphène interne qui n'était pas oblitérée, aidé du mouvement brusque de la malade, a entraîné le caillot de la fémorale dans le torrent circulatoire et a amené l'embolie pulmonaire.

OBSERVATION II.

(Publiée par M. Duguet, dans l'Union médicale du 11 janvier 1877).

Fibrome utérin. — Thrombose de la veine fémorale gauche. — Embolie pulmonaire.

Louise B..., âgée de 38 ans, entre le 12 octobre 1876 à l'hôpital Temporaire, salle Saint-François, nº 3, dans le service de M. Duguet.

D'une constitution robuste et jouissant d'un certain embonpoint, cette femme n'a jamais été sérieusement malade. Elle est accouchée deux fois, sans que ses grossesses, ses accouchements ou les suites aient offert le moindre accident. Mais, depuis cette époque, c'est-à-dire depuis quelques années, les menstrues ne se présentent plus avec la même régularité. L'an dernier, elle a été atteinte de véritables ménorrhagies et le sang coule aussi plus longtemps que d'ordinaire ; en même temps, la malade remarque une certaine augmentation dans le volume du ventre, avec pesanteurs dans le bassin, pesanteurs accrues par la marche et accompagnées de la sensation d'un corps étranger qui tendait à sortir par l'orifice vulvaire.

Ces pertes la déterminèrent à entrer à l'hôpital Necker, dans le service de M. Potain. Elle en sort au bout d'un mois.

Pendant près d'un an, Louise B... est reprise chaque mois de ses pertes de sang ; chaque mois aussi, ces pertes semblent augmenter en longueur et en quantité ; il en résulte pour elle un état d'affaiblissement et d'anémie très marqués : double motif qui l'amène de nouveau à l'hôpital où nous pouvons l'observer.

Depuis quinze jours, elle ne perd plus de sang ; néanmoins, ses muqueuses, ses lèvres, ses conjonctives, son facies sont d'une pâleur extrême et comme cireuse. Le moindre effort lui donne des palpitations et l'essouffle. La respiration est pure, mais à la base du cœur existe un bruit de souffle doux, systolique se prolongeant dans les vaisseaux du cou, où ce souffle se transforme en un véritable murmure continu ; d'ailleurs, tout l'intérêt de la malade se rattache à l'examen des organes du bassin, celui des autres organes étant entièrement négatif.

Au-dessus du pubis, l'œil et la main surtout reconnaissent la présence d'une tumeur médiane, arrondie ; sa forme et sa consistance la font ressembler assez bien à un utérus gravide, remontant à trois travers de doigt au-dessous de l'ombilic. De plus, l'auscultation fait constater à son niveau l'existence d'un souffle systolique qui tient évidemment à la compression des artères iliaques.

Par le vagin s'écoule un liquide blanc, jaunâtre, peu abondant. Au toucher, le doigt rencontre immédiatement le col utérin qui est abaissé légèrement entr'ouvert, augmenté de volume dans tous les sens et comme recouvert de granulations à sa surface. Point de cul-de-sac antérieur ; le postérieur est occupé par une tumeur arrondie, rénitente, régulière, offrant à peu près les dimensions de la tête d'un fœtus à terme. Cette tumeur se confond avec le côté droit du corps de l'utérus, et cela sans sillon de démarcation.

Pendant qu'une main reste appliquée sur l'abdomen, si le doigt introduit dans le vagin essaye de soulever la tumeur, celle-ci subit des mouvements de va et vient très facilement saisissables.

Par le rectum, le toucher fait constater l'aplatissement de l'intestin dans la concavité du sacrum, et permet de comprendre la constipation devenue opiniâtre depuis quelque temps. D'ailleurs la tumeur occupe tout le petit bassin et comprime également la vessie. Au début, la malade se plaignait de dysurie, qui aujourd'hui a fait graduellement place à une incontinence. L'urine analysée ne renferme ni sucre, ni albumine, mais elle est d'une grande pâleur.

Louise B... reste jusqu'au 26 octobre sans présenter de phénomènes importants ; ce jour-là on constate un léger œdème de la jambe gauche, sans induration perceptible des saphènes, sans rougeur ni douleur le long des autres vaisseaux. Cet œdème augmente sensiblement les jours suivants, sans apporter toutefois une grande gène dans les mouvements du membre. Néanmoins la malade est tenue au lit. Cet œdème ne peut être rattaché à aucune autre cause qu'à la compression des veines iliaques par la tumeur, qui n'a pas cessé de s'accroître.

Le 30, à la visite du matin, la sœur de service nous raconte que la malade a été prise, à deux fois différentes, *d'accès de suffocation et comme de syncope*. Louise B... ne peut nous en dire davantage ; elle a ressenti dans la respiration quelque chose de singulier ; mais, à l'heure de la visite, elle n'offre plus de dyspnée, et l'examen de la poitrine est entièrement négatif.

Le surlendemain, 1er novembre, la malade satisfaite, affirme au chef de service qu'elle se sent tout à fait mieux et que ses forces reviennent. Aucun nouvel accès de suffocation n'a reparu. Cependant, dans la nuit qui suivit, l'attention des malades voisines fut éveillée par de profonds soupirs partant du lit de notre malade ; elle suffoquait. La sœur de garde fit demander immédiatement l'interne qui arriva en toute hâte ; mais la malade venait de succomber, après avoir présenté quelques phénomènes convulsifs dans les membres.

Autopsie. — Vingt-quatre heures après la mort.

Abdomen. — En ouvrant cette cavité, on voit de suite émerger du bassin, et le remplissant, plusieurs saillies dont la principale dépasse le pubis de toute la largeur de la main. Celle-ci est le volumineux corps fibreux perçu pendant la vie, auquel on trouve surajouté, à gauche, un petit kyste ovarique et en avant une tumeur formée par la vessie. Au premier abord l'utérus est invisible.

Placée entre le pubis et la tumeur fibreuse, la vessie offre un volume qui dépasse certainement le double d'une vessie ordinaire ; ses parois sont fermes, très épaisses, et sa face interne rappelle celle de la muqueuse stomacale. Ses fibres musculaires très hypertrophiées, sont faciles à suivre ; elles donnent aux parois de la vessie une épaisseur de 7 à 8 millimètres. En dehors elles sont plus apparentes ; en dedans elles produisent des saillies de la muqueuse qui donnent à la vessie l'aspect d'une vessie à colonnes. Cette hypertrophie atteint tout l'organe.

Le vagin est sain ; le col de l'utérus est abaissé dans ce canal, où il fait une forte saillie. Volumineux, le col utérin est hypertrophié dans tous les sens ; la longueur de sa cavité est de 7 centimères ; l'arbre de vie s'y voit avec des proportions singulièrement plus grandes qu'à l'état normal. D'ailleurs la direction du col est légèrement oblique en haut et à gauche.

Le corps utérin qui lui fait suite offre à son tour une hypertrophie générale ; sa cavité, agrandie en tous sens, mesure 10 centimètres de longueur ; la muqueuse est légèrement mamelonnée, friable, et d'une vascularisation exagérée. Sous la muqueuse, la paroi musculaire hypertrophiée renferme au voisinage de la face péritonéale des sinus béants très développés.

Le col et le corps réunis ne sont point d'ailleurs dans le même plan vertical. Ils ont subi une incurration très notable à convexité tournée à gauche, par suite de la présence dans l'épaisseur même des parois de l'utérus et à droite, d'un corps fibreux unique, du volume d'une tête de fœtus à terme.

Ce corps fibreux est interstitiel ; mais il peut être énuclé sans beaucoup de difficulté de la loge qu'il s'est creusée dans la paroi utérine. Enveloppé de toutes parts par les fibres propres de l'utérus, celles-ci sont plus pâles et forment une couche moins épaisse en dehors qu'en dedans. Tandis que la paroi utérine offre 5 à 6 millimètres d'épaisseur en dehors du fibroïde, elle mesure 3 centimètres en dedans ; de plus le tissu utérin, qui sépare le corps fibreux de la cavité éturine, renferme des sinus veineux plus larges et plus nombreux, ce qui lui donne l'aspect d'un tissu caverneux très riche.

Le corps fibreux ne descend pas au delà de l'union des corps avec le col ; il ne dépasse pas d'ailleurs sensiblement le fond de l'utérus : son diamètre est de 10 centimètres. Il forme un globe arrondi se décomposant facilement en un certain nombre de globes secondaires réunis et séparés les uns des autres par des faisceaux de fibres utérins hypertrophiées, formant des tractus musculaires plus ou moins vascularisés.

Dans l'ovaire gauche s'est développé un kyste séreux. du volume d'un œuf de poule ; d'autres petits se voient au voisinage ainsi que dans l'ovaire droit ; il en existe enfin de peu volumineux situés sous des lamelles pseudomembraneuses qui relient la face postérieure de l'utérus aux parties voisines.

Le rectum, l'S iliaque et les anses intestinales en rapport avec le petit bassin, sont notablement vascularisés.

Le foie, la rate, les reins n'offrent aucune particularité.

Il en est de même du système nerveux central.

Thorax. — Le péricarde est normal, et sans épanchement à l'intérieur.

Le cœur est arrondi, de consistance mollasse, présentant principalement sur le ventricule droit, une notable surcharge graisseuse ; les deux ventricules ont d'ailleurs conservé leurs dimensions habituelles. A l'ouverture, on trouve le ventricule droit rempli par un magma noirâtre de sang, masquant en partie un caillot allongé volumineux.

Ce caillot comprend deux parties : la première blanchâtre, élastique, homogène et légèrement aplatie, se rattache par des ramifications multiples aux parois ventriculaires, par des intrications perdues entre diverses colonnes charnues ; l'une de ces ramifications s'étend jusque dans l'oreillette par l'orifice tricuspidien. Il se dirige de bas en haut vers l'infundibulum, où il se continue avec un caillot allongé tout différent d'aspect et de composition.

Ce second caillot occupe tout l'infundibulum, franchit l'orifice artériel et s'étend à près de 4 centimètres au-dessus de cet orifice dans l'artère pulmonaire ; il mesure 8 centimètres de long. Arrondi et du volume du petit doigt, il est d'une façon générale cylindrique mais un peu plus volumineux à son extrémité inférieure, qui se rattache au premier caillot, qu'à son extrémité supérieure, qui est libre et terminée brusquement, comme par une cassure. D'ailleurs il n'offre d'adhérences en aucun point avec les parois du ventricule ou de l'artère pulmonaire. De distance en distance on remarque quelques bosselures répondant à n'en pas douter à des impressions valvulaires, et même, en un point, ce caillot donne naissance à un petit caillot allongé qui va en s'effilant et qui provenait évidemment encore d'une collatérale au gros vaisseau duquel s'est détaché le caillot principal. D'une couleur grise et brunâtre par places, ce caillot offre la consistance d'une sangsue fortement gorgée de sang ; il est semi-fluctuant, mais sec et friable. Une section transversalement pratiquée fait mieux apprécier sa composition ; formé extérieurement de lamelles superposées et emboîtées comme les tuniques de l'oignon, il renferme au centre, qui est aréolaire, un coagulum noirâtre ressemblant à du raisiné, transformé par places en une matière puriforme. Au voisinage de l'extrémité libre, les tuniques sont plus épaisses et le coagulum central moins volumineux. La teinte noirâtre de ce coagulum tranche sur la coloration jaunâtre, blanchâtre en quelques points, des tuniques qui lui servaient d'enveloppe.

L'artère pulmonaire étant ouverte dans toute sa longueur, on trouve à cheval sur l'éperon de bifurcation, un caillot grisâtre, aplati, se continuant à droite et à gauche, dans chacune des deux branches de l'artère pulmonaire. Ce coagulum est incurvé au niveau de l'éperon artériel dont l'impression est fortement marquée sur le caillot, sous la forme d'un caillot ineffaçable : indice certain de la pression opérée par le courant sanguin. Sans adhérences d'ailleurs avec la paroi artérielle, ce caillot est uniformément d'un blanc jaunâtre ; il est ramolli au centre qui renferme une matière puriforme épaisse, mais peu abondante. Il n'oblitère pas complètement la lumière des deux branches de l'artère pulmonaire ; mais au niveau du hile, au point où se divisent et se subdivisent ces branches, il se continue, à droite comme à gauche, avec un gros caillot arrondi, d'un gris rosé brunâtre par places, qui se ramifie en se prolongeant dans la plupart des branches artérielles de deuxième, troisième et quatrième ordre. Ces prolongements et ce renflement ovoïde ont tous le même aspect et la même composition : teinte marbrée de rouge, de noir et de gris, friabilité, résistance élastique au doigt, ramollissement puriforme commençant en plusieurs points, stratifications plus ou moins nombreuses à la périphérie, adhérences multiples aux parois vasculaires.

L'oreillette, la valvule tricuspide, l'orifice pulmonaire et le ventricule droit n'offrent aucune autre particularité morbide.

Il en est de même pour le cœur gauche. Les fibres musculaires du cœur sont simplement pâles.

Les poumons sont reliés, celui de droite principalement, à la plèvre pariétale par quelques adhérences filamenteuses.

Point d'épanchement pleural. Le tissu pulmonaire est d'un gris pâle, rosé ; la teinte est légèrement veineuse dans les parties postérieures et déclives, très pâle dans les parties antérieures. Point d'infarctus. Point d'athérome ni de lésions apparentes de l'artère pulmonaire. On rencontre quelques ganglions noirâtres au hile des deux poumons.

Membres. — Les seuls vaisseaux veineux qui soient altérés sont la crurale gauche et les branches qui s'y rendent, moins la saphène interne. Elle renferme un caillot qui commence à 2 centimètres environ au-dessous de l'arcade crurale, qui en oblitère toute la lumière et qui s'étend dans toutes les collatérales. Renforcé à la hauteur de chaque repli valvulaire ou de chaque collatérale, il adhère intimement à la face interne du vaisseau ; son extrémité supérieure est terminée brusquement et présente une cassure évidente, irrégulière et légèrement oblique. Cette cassure permet de voir que ce caillot est formé extérieument de lamelles fibreuses jaunâtres et au centre, d'un coagulum noirâtre : cette composition n'est pas la même dans tous les points, d'où il résulte pour ce caillot un aspect marbré de rouge, de noir et de gris. Cet aspect est noirâtre, de préférence, au niveau des valvules et des collatérales. La paroi de la veine crurale est fortement colorée en rouge vineux, ce qui tranche sur la coloration pâle des autres veines qui, d'ailleurs, ne contiennent point de caillots.

Observation III.

(Publiée par M. Duguet, dans l'Union médicale du 4 juillet 1878).

Fibrome utérin. — Thrombose de la veine fémorale gauche. — Embolie pulmonaire.

Marie L..., âgée de 42 ans, passementière, entre le 20 novembre 1877, à l'hôpital Temporaire, salle Saint-François, n° 8, dans le service de M. Duguet. Cette femme toujours bien réglée a joui jusque dans ces derniers temps d'une santé à peu près parfaite. Depuis deux ans cependant, éprouvant de temps en temps quelques douleurs de ventre, elle est entrée à l'hôpital de la Pitié à deux reprises différentes, dans le service de M. Gallard, qui aurait constaté chez elle l'existence de corps fibreux de l'utérus.

Dans les premiers jours du mois de novembre, la gène qu'elle éprouvait dans l'abdomen s'accentua davantage, la marche devint pénible, et une douleur sourde et profonde se montra dans le côté gauche de l'abdomen. Tels sont les motifs qui la firent entrer de nouveau à l'hôpital.

Dès son arrivée, M. Duguet reconnut également à l'examen du

ventre la présence de corps fibreux très volumineux, faisant particulièrement relief à droite, au-dessus de l'utérus, immédiatement aussi au-dessus du pli de l'aine droite et jusque dans la fosse iliaque du même côté. On trouvait là, en effet, en palpant l'abomen, plusieurs saillies arrondies, non douloureuses à la pression, d'une consistance et d'une dureté presque ligneuses, faciles à isoler de la paroi abdominale antérieure et glissant à la face postérieure de cette paroi. Ces diverses tumeurs, reliées étroitement entre elles, semblaient accolées au côté inférieur et latéral droit d'une masse globuleuse infiniment plus grosse, occupant le côté gauche et la majeure partie de la cavité abdominale, et présentant une fluctuation des plus manifestes. On eût dit qu'il s'agissait d'un assez grand kyste de l'ovaire développé au voisinage de tumeurs fibreuses utérines, et l'on pouvait parfaitement s'y méprendre. D'ailleurs le toucher vaginal ne révélait rien de particulier.

En dix-huit mois le ventre de cette femme avait donc acquis progressivement le volume de celui d'une femme enceinte de huit mois environ ; d'ailleurs, à part la gêne abdominale et la douleur récente que la malade éprouvait dans le côté gauche de l'abdomen, toutes les fonctions se faisaient régulièrement chez elle.

Elle était depuis trois jours à l'hôpital, quand elle se plaignit d'un engourdissement dans la cuisse et dans la jambe gauche ; cet engourdissement fit bientôt place à une douleur sourde d'abord, puis plus vive, ressentie principalement dans les muscles du mollet. On vit alors un certain degré d'œdème apparaitre au dos du pied, puis, et progressivement à la jambe et à la cuisse. La pression devint douloureuse dans toute la longueur du membre inférieur gauche, mais spécialement au niveau du pli de l'aine et en descendant vers le milieu de la cuisse. En même temps que la pression dans ces points éveillait une vive douleur, on percevait nettement l'existence d'un cordon dur, du volume du doigt, s'étendant du milieu du pli de l'aine au centre de la cuisse et remarquable par son extrême sensibilité. La pression exercée le long des trajets de la saphène interne et de la saphène externe ne révélait l'existence d'aucun cordon douloureux ; seule, la crurale était intéressée. Assez rapidement l'œdème augmenta, s'étendant au membre inférieur gauche dans toute sa longueur, et prenant une teinte légèrement bleuâtre en rapport avec le développement exagéré des veines superficielles qui se dessinaient sous la peau.

La température du membre prise au niveau du mollet, comparativement à droite et à gauche, donnait au troisième jour une augmentation de huit dixièmes de degré du côté gauche sur le côté droit.

Dès l'apparition de ces accidents, la malade fut soumise à un repos absolu. On se borna à appliquer. sans frictionner et sans presser (la recommandation était formelle), un liniment calmant sur le membre œdématié et douloureux.

Tout marcha bien pendant six jours, quand le septième jour, 30 novembre, à quatre heures du soir, sans que la malade se soit levée de son lit, sans même qu'elle se soit assise pour prendre le potage qu'on venait de lui servir et qu'elle prit horizontalement couchée, elle éprouva une suffocation subite, une oppression violente avec douleur vive à la pointe du cœur et sentiment de poids très lourd sur les épaules ; il lui sembla que son cœur un instant arrêté allait se rompre ; elle devint pâle, haletante, et tout d'un coup plongée dans une angoisse inexprimable.

L'interne de garde, immédiatement appelé, constata un trouble profond des battements du cœur, devenus sourds et tumultueux. Le pouls était très petit et irrégulier. Mais au bout de quelques minutes, le calme reparut et la malade put raconter ce qu'elle avait éprouvé. La respiration, qui avait été en même temps profondément troublée, redevint relativement calme. Cependant la malade resta inquiète pendant toute la soirée et toute la nuit, sans sommeil; des plaintes et des gémissements constants accompagnèrent une dyspnée qui, ne cessant pas, augmentait par instants subitement. Quand arriva le matin, Marie L... était à l'agonie sans avoir perdu connaissance, et elle mourut à huit heures du matin le 1er décembre.

Autopsie vingt-quatre heures après la mort.

Abdomen. — Après avoir incisé crucialement la paroi antérieure de l'abdomen, on constate que cette cavité est remplie par une immense tumeur ovoïde unique, ayant en bloc la forme d'un melon très volumineux.

Légèrement adhérente à l'épiploon en avant, et sur les côtés au mésocolon, cette tumeur eût été facilement énucléée par la gastrotomie, et le pédicule charnu et sessile qui la rattache à l'utérus, offrant à peine deux centimètres d'épaisseur sur cinq de largeur, eût singulièrement facilité cette opération.

Cette masse charnue est fluctuante d'une façon générale ; mais la fluctuation y est beaucoup plus nette à gauche qu'à droite ; à gauche, en effet, la paroi paraît mince ; à droite, au contraire, la paroi semble beaucoup plus épaisse, représentée qu'elle est par les masses fibreuses étalées perçues pendant la vie dans le côté droit de l'abdomen, et faisant corps complètement avec la tumeur fluctuante que l'on percevait au contraire à gauche, du vivant de la malade.

Séparée de l'utérus après la section de la pédicule, la tumeur pèse 4,500 grammes ; ouverte et vidée, son poids n'est plus que de 1,350 grammes. Elle était donc en majeure partie constituée par du liquide. Ce liquide est remarquable par son abondance et par sa belle couleur jaune orange; il est translucide, légèrement onctueux, sans paillettes de cholesérine. A l'aide de l'acide nitrique, on n'y constate point la présence d'éléments biliaires; mais à l'aide du même acide et de la chaleur, on y décèle la présence d'une très grande quantité d'albumine. Le microscope n'y démontre aucun élément figuré.

La face interne de la poche est très irrégulièrement anfractueuse; on n'y rencontre pas de véritables cloisons; il existe par conséquent une cavité unique. Cette face interne est recouverte de masses fibrineuses blanchâtres, fermes et adhérentes, formant par places des tractus assez résistants et souvent enchevêtrés les uns dans les autres.

L'épaisseur des parois du kyste ainsi ouvert varie selon les points observés. En haut et à gauche, cette épaisseur est de cinq à six millimètres seulement; mais à mesure qu'on descend du voisinage du pédicule, et surtout du côté droit, l'épaisseur des parois s'accroît au point de mesurer cinq à six centimètres. Le tissu qui compose ces parois épaisses est dur, résistant à la coupe, blanc nacré, et disposé en tourbillons, à la manière des corps fibreux de l'utérus. Ce tissu d'aspect fibreux, vu au microscope, est composé à peu près exclusivement de fibres lisses, que les préparations faites par M. Ch. Rémy, interne du service, montrent avec la dernière évidence (pl. I, 5.5.). Des vaisseaux, et çà et là de véritables sinus veineux, rampent à la périphérie, spécialement au voisinage du pédicule (pl. I, 6.6.).

Il est donc démontré que cette énorme tumeur intra-abdominale est un corps fibreux ayant subi à son centre une dégénérescence kystique. C'est une tumeur fibro-cystique de l'utérus.

Au-dessous du pédicule (pl. I, 1.) se voit un autre corps fibreux du volume d'une noix (pl. I, 7.) développé dans le fond même de l'utérus, mais déjà séparé de cet organe par un étranglement, et devenu par le fait sous-péritonéal. A la coupe de l'utérus, on en rencontre d'autres encore, plus petits, sous-muqueux, interstitiels et même sous-péritonéaux (pl. I, 8.8, etc.). Tous ces petits corps fibreux sont facilement énucléables. Aucun d'eux n'a subi la dégénérescence kystique.

Dans le cul-de-sac rétroutérin se voient des traces de pelvi-péritonite avec lamelles pseudo-membraneuses minces, formant des cloisons incomplètes, et recouvertes d'une petite nappe de pus verdâtre concret. Les annexes n'offrent rien à signaler à droite; mais à gauche il existe un kyste de l'ovaire gros comme un œuf de dinde, à parois minces, translucides, contenant un liquide clair, transparent comme de l'eau de roche (pl. I, 9.). Les reins, la vessie, le foie, la rate et le tube digestif ne présentent rien de particulier.

Thorax. — Le péricarde est sain. Le volume du cœur ne semble pas modifié. En incisant le ventricule droit par sa face antérieure, on le trouve rempli par un magma cruorique qui s'étend, d'une part, dans l'oreillette droite et les veines qui s'y rendent, d'autre part, dans le tronc de l'artère pulmonaire. Après avoir enlevé ce magma, on constate l'existence d'un caillot indépendant, d'un gris jaunâtre, homogène, ferme, allongé, un peu aplati, inbriqué et retenu par sa partie inférieure dans les cordages de la valvule tricuspide, dirigé par sa partie supérieure dans l'orifice de l'artère pulmonaire (pl. II, 1.); c'est une embolie du cœur droit.

En ouvrant le tronc de cette artère, on découvre à cheval sur l'éperon AA, et dans les deux branches de l'artère pulmonaire, qui en sont bourrées, des caillots d'un gris sombre, allongés et arrondis, libres de toute adhérence aux parois vasculaires, enroulés et recourbés les uns sur les autres, à la manière de sangsues ou d'anguilles. En ouvrant ensuite les deux branches de division de l'artère pulmonaire, à droite et à gauche, on les trouve toutes deux obstruées par des caillots semblables qui s'y sont pelotonnés et comme engouffrés.

Si l'on examine les divisions de l'artère pulmonaire dans le poumon droit d'abord, on voit la branche qui se rend au lobe moyen fortement occupée et distendue par un caillot d'un jaune grisâtre, pâteux, branchu, mais à branches mousses et arrondies (pl. II, 3.). Ces branches secondaires correspondent aux subdivisions mêmes du vaisseau où elles se sont engagées. Ce caillot fibrineux, d'une longueur de quatre centimètres environ, est relié par des adhérences glutineuses de fibrine à un autre caillot plus mince, allongé, d'un gris marbré de rouge noirâtre, qui se recourbe en haut pour aller oblitérer la branche de l'artère pulmonaire qui se rend au lobe supérieur du poumon droit (pl. II, 4.).

Quant à la branche artérielle qui se rend au lobe inférieur du poumon droit, elle est obturée par le genou d'incurvation d'un caillot semblable, mais plus long et un peu plus gros, replié sur lui-même de telle sorte que ses deux extrémités accolées sont tournées du côté de l'éperon de division de l'artère pulmonaire. Des adhérences glutineuses relient l'une à l'autre les deux portions juxtaposées de ce caillot (pl. II, 5). Des adhérences semblables les relient d'ailleurs à la concrétion qui occupe la branche du lobe supérieur droit, et de même à un autre caillot plus volumineux, plus long, qui s'étend de la branche de division droite à la branche de division gauche en passant sur l'éperon. Ce caillot, qu'on pourrait appeler commissural (pl. II, 2), commence à droite par une extrémité remplie à la manière d'une tête de serpent, et se continue à gauche pour aller oblitérer complètement la branche artérielle qui se rend à la moitié inférieure du lobe supérieur du poumon gauche. L'oblitération s'y fait brusquement à l'aide d'un coude constitué par une incurvation de l'extrémité gauche du caillot replié fortement sur lui-même; les portions repliées et juxtaposées sont aplaties sur les faces en contact qui sont réunies également du reste par une faible nappe de fibrine.

La branche artérielle qui dessert la moitié supérieure du même lobe pulmonaire gauche est occupée par un caillot indépendant, plus court, mais auquel fait suite un caillot de même aspect, relativement grêle et engagé dans une division plus petite de cette branche artérielle, où il se termine brusquement (pl. II, 6.). Une autre coagulation allongée, repliée sur elle-même, avec aplatissement évident des deux portions juxtaposées et collées l'une à l'autre, se rencontre dans la branche artérielle qui dessert le lobe inférieur du poumon gauche (pl. II, 7.). Au niveau du coude formé par cette coagulation existe un petit caillot secondaire comme appendu à l'autre ; puis l'une des branches d'incurvation se rattache par une sorte d'étranglement à une concrétion moniliforme qui s'arrête brusquement aussi en formant une sorte de renflement.

En résumé, quatre caillots superposés à droite, trois à gauche, en y comprenant le grand caillot commissural qui va d'un côté à l'autre, voilà ce que démontre l'ouverture de l'artère pulmonaire et de ses diverses branches. La plupart de ces concrétions sanguines sont remarquables par les empreintes valvulaires qui s'y voient très manifestement. Elles n'ont pas toutes le même volume; quelques-unes ont entraîné avec elles des concrétions également allongées, mais de plus faible calibre. La plupart sont remarquables encore par la façon dont elles se présentent, repliées sur elles-mêmes et juxtaposées, libres de toute adhérence avec les parois, saines d'ailleurs, de l'artère pulmonaire. Placées bout à bout, ces concrétions mesurent plus de 50 centimètres de longueur.

L'oreillette et l'auricule droits, le ventricule et l'oreillette gauches, ainsi que les orifices artériels et auriculo-ventriculaires n'offraient aucune lésion notable. Il en est de même de l'aorte.

Les veines du membre inférieur, les iliaques et les hypogastriques, sont plus rouges à gauche qu'à droite, et ne contiennent qu'un peu de sang noirâtre liquide. On n'en trouve aucune qui soit occupée par des concrétions sanguines analogues à celles qui obstruent l'artère pulmonaire.

Les poumons sont d'une couleur gris rosé; leur consistance et leur structure ne semblent pas avoir subi de modification notable, sauf en un point cependant. Dans le lobe moyen du poumon droit, en effet, existe un infarctus hémophoïque à forme pyramidale, dont la base repose sur la plèvre, tandis que le sommet répond à l'extrémité d'une petite branche artérielle obstruée par une concrétion arrondie, faiblement allongée, non adhérente aux parois vasculaires, du volume d'un grain de blé, et offrant tous les caractères de grosses concrétions trouvées précédemment dans les premières divisions de l'artère pulmonaire (pl. II, 8.9.). La coupe de cet infarctus offre un aspect grenu d'un rouge noirâtre; le tissu en est ferme et plus consistant qu'à l'état normal.

Observation IV (inédite).

(Due à M. le professeur Brouardel).

Tumeurs fibreuses. — Métrorrhagies depuis cinq ans. — Sécrétions utérines, glaireuses et muco-purulentes abondantes. — Thrombose de la veine crurale gauche et des autres veines du membre inférieur. — Guérison de la thrombose.

Mme Ch..., 45 ans, atteinte depuis plusieurs années d'angine granuleuse et de bronchite répétées pendant l'hiver, sans tuberculisation démontrée, a eu pour la première fois des métrorrhagies au moment de ses époques, en 1875. Ces métrorrhagies, depuis cette époque, sont devenues de plus en plus fréquentes, elles duraient dix à douze jours et s'accompagnaient d'une émission de caillots pendant les premiers jours de la perte. Les règles reparurent bientôt tous les vingt ou vingt et un jours et, peu à peu, la malade en arriva à ne rester que pendant quatre ou cinq jours sans perdre de sang.

Parfois, la perte durait un mois, six semaines, avec des alternatives de diminution et d'augmentation dans lesquelles il est difficile de reconnaître l'époque des règles.

L'examen, par le palper abdominal et par le toucher vaginal, permet de reconnaître l'existence de tumeurs fibreuses volumineuses, adhérentes à l'utérus et emplissant tout le petit bassin. En déprimant la paroi abdominale, on constate l'existence de bosselures du volume d'une pomme d'api à celui d'une orange et arrivant presque jusqu'au niveau de l'ombilic, en remplissant la fosse iliaque droite.

L'utérus est bosselé à sa face postérieure que l'on sent dans le cul-de-sac postérieur. Le col a son orifice porté sur la paroi postérieure du vagin et l'utérus est en antéversion et rétroflexion.

L'examen au spéculum a fait reconnaître plusieurs fois de petites ulcérations de la muqueuse des culs-de-sac et du col, ayant l'apparence des ulcérations aphtheuses de la muqueuse buccale. Quelques badigeonnages à la teinture d'iode ont suffi pour les faire disparaître.

Ces divers accidents mirent Mme Ch... dans un état d'anémie profonde, avec apparence cachectique et teinte jaune de la peau. Les digestions devinrent pénibles, il y eut des vomissements, de la constipation et des envies fréquentes et douloureuses d'uriner.

Mme Ch... vit dans une famille très liée avec plusieurs médecins des hôpitaux qui pensèrent, en voyant l'apparence cachectique de la malade, qu'elle était atteinte d'un cancer du col de l'utérus. Cette opinion sembla se justifier en avril 1880, car, à cette époque, Mme Ch... eut en effet une thrombose douloureuse de toutes les veines du membre abdominal gauche. Cette thrombose ne différait de la phlegmation alba dolens ordinaire que par un peu moins de dureté de l'œdème du tissu cellulaire sous-cutané.

Cette thrombose ne fut suivie d'aucun accident embolique, grâce au repos absolu que garda cette malade très docile et, cinq mois après, elle commençait à se lever.

Depuis lors, les pertes sanguines, muco-purulentes et séreuses ont continué, mais en diminuant d'abondance. La santé générale s'améliore notablement, Mme Ch... mange un peu. Les fibromes n'augmentent plus de volume depuis cinq ou six mois et, si la ménopause arrive et que les pertes cessent, il y aura lieu d'espérer que la difficulté de la marche, résultant de la présence des fibromes, persistera seule, et que la vie de Mme Ch... cessera d'être menacée.

Observation V (inédite).

(Recueillie par M. A. Siredey, interne des hôpitaux).

Corps fibreux utérin. — Thromboses veineuses multiples. — Mort.

Mme X..., 23 ans. Aucun antécédent héréditaire. Les règles ont toujours été très abondantes. Le début de l'affection remonte à peu près à l'époque de son mariage, à l'âge de 20 ans. Pas d'enfants, ni de fausse couche. Les règles ont d'abord augmenté de durée et d'abondance ; puis il est survenu des hémorrhagies abondantes en dehors des règles. Fatigue, faiblesse, douleurs dans le ventre.

La malade vient, pour la première fois, consulter M. Siredey au mois de juin 1876. Elle était, à cette époque, pâle et considérablement anémiée. L'abdomen présentait un développement analogue à celui d'une grossese de quatre à cinq mois. La palpation fait sentir un tumeur dure, ovoïde, régulière, qui remonte jusque dans le voisinage de l'ombilic et qui paraît se confondre avec l'utérus.

Bien qu'il n'existe aucun autre signe de conception, à cause de la régularité de la tumeur et de son siège, la malade est maintenue en observation pendant quelque temps. Un mois plus tard, la tumeur n'est pas sensiblement modifiée.

Diagnostic. — Corps fibreux.

La malade est envoyée aux eaux de Salins (Jura). A son retour, elle est notablement améliorée; bien que la tumeur abdominale ait conservé son volume et sa forme, les hémorrhagies ont diminué sensiblement. Elles ne se présentent plus que sous la forme de ménorrhagies, qu'atténue un repos momentané. Traitement tonique, à l'exclusion du fer.

Au mois de juin 1877, M. Siredey revoit la malade avec M. Bernutz qui confirme absolument le diagnostic de tumeurs fibreuses de l'utérus.

L'amélioration due aux eaux de Salins s'est maintenue durant toute l'année. Cependant, la tumeur n'a pas diminué. Nouvelle saison à Salins.

Etat stationnaire jusqu'en 1880. La malade va chaque été à Salins et revient avec une amélioration très appréciable. En 1880, elle renonce à faire une nouvelle saison aux eaux.

M. Siredey revoit la malade le 15 octobre 1880 et est tout d'abord frappé du changement extraordinaire qui est survenu dans sa situation depuis dix-huit mois. Les traits sont profondément altérés, les muqueuses décolorées, l'alimentation est à peu près nulle. Les pertes sont incessantes, sans aucune périodicité. Les hémorrhagies considérables du début font place aujourd'hui à un écoulement séro-sanguin continuel et assez abondant pour obliger la malade à se garnir constamment.

La malade est d'ailleurs restée privée de soins pendant plusieurs mois. Elle habitait la province, et c'est seulement en présence de son extrême affaiblissement qu'elle se décida à rester chez ses parents, à Paris, pour être traitée régulièrement. Repos absolu, toniques à l'exclusion du fer. Glace. Injections hypodermiques d'ergotine.

A cette époque, la tumeur dépasse un peu l'ombilic, elle est dure, bosselée ; la palpation de l'abdomen est douloureuse et ne peut être pratiquée avec une précision suffisante pour limiter la tumeur.

A partir de cette époque, les accidents évoluent avec une très grande rapidité. Faiblesse extrême, palpitation, dyspnée, constipation,

Dans les derniers jours d'octobre 1880, apparition d'une phlegmatia alba dolens du membre inférieur gauche, avec tous les symptômes classiques ; début brusque, douleur vive dans tout le membre œdème dur, élastique, etc.

Vers le 10 novembre, la jambe gauche étant à peu près guérie, apparition d'une nouvelle phlegmatia au membre supérieur droit, puis à la jambe droite, et enfin récidive à la jambe gauche. Durant l'évolution de ces accidents, la malade a présenté, à plusieurs reprises, des accès de dyspnée subite avec suffocation qui paraissaient en rapport avec de petits foyers d'embolie pulmonaire.

Il est survenu, en outre, plusieurs hémorrhagies utérines abondantes nécessitant le tamponnement. Difficulté de la miction et de la défécation.

La malade n'allait à la selle qu'avec des lavements, et il a fallu plusieurs fois pratiquer le cathétérisme vésical.

Vers le 15 décembre, épanchement pleurétique modéré à gauche, puis à droite deux jours après.

La malade a succombé à l'épuisement le 18 décembre 1880.

Observation VI.

(Publiée par M. Levrat, dans le Progrès médical du 20 mars 1880).

Myome kystique de l'utérus. — Phlegmatia alba dolens. — Mort par embolie pulmonaire.

Marie B..., 47 ans, entrée le 23 mai 1879, à l'hôpital Saint-Louis, salle Sainte-Marthe, service de M. Duplay.

Réglée régulièrement et très abondamment jusqu'à ce jour. La malade était entrée dans le service de M. Féréol pour une phlegmatia alba dolens du membre inférieur gauche. M. Féréol l'envoya en chirurgie, s'étant aperçu d'une tumeur abdominale. Cette tumeur avait à peu près le volume d'un utérus à 7 mois, et remontait à trois travers de doigt de l'appendice xyphoïde ; les flancs étaient libres des deux côtés.

En l'examinant, M. Duplay fut frappé de ce que la tumeur présentait sur les côtés la consistance d'un fibrome, et apparaissait en même temps fluctuante en avant. L'utérus exploré par le toucher était porté très haut ; il était difficile à atteindre et à explorer, il était impossible d'avoir aucune notion du corps de l'utérus. Les mouvements imprimés à la tumeur correspondaient à l'utérus. On n'atteignait pas davantage l'utérus par le toucher rectal.

On fit une ponction exploratrice destinée à préciser le diagnostic ; il sortit 2,250 grammes d'un liquide brunâtre, de consistance sirupeuse ; à la fin, un peu de sang presque pur. On cesse la ponction ; il reste une tumeur volumineuse.

La malade eut quelques accidents à la suite de cette ponction : fièvre, frissons, qui se calmèrent, puis survinrent des troubles respiratoires.

La malade mourut d'embolie pulmonaire, ainsi que l'a démontré l'autopsie.

Mais, en examinant la tumeur abdominale, voici ce que l'on trouve :

Une tumeur revêtue du péritoine, et sur les parties latérales de laquelle les ailerons du ligament large étaient appliqués comme sur un utérus gravide. Pas d'adhérences à la partie postérieure de la masse et la main descendait librement dans le petit bassin. A la partie antérieure, la tumeur adhérait à la face postérieure de la vessie ; il fallut en quelque sorte la sculpter. A la partie postérieure on trouve l'utérus très allongé, dont la face postérieure est libre et les cornes bien visibles.

En coupant la tumeur, il s'écoule un liquide d'un rouge noir, absolument sanglant. Parois épaisses de 3 à 4 centimètres. La surface externe de la tumeur a l'aspect de la surface externe de l'utérus recouvert du péritoine. Toute l'épaisseur de la paroi est formée de lames superposées, d'apparence cellulo-musculaire, on dirait une série de lames de myome utérin, séparées les unes des autres par un tissu cellulaire lâche, permettant leur glissement. La coupe à la partie supérieure, à la jonction avec la paroi utérine triple d'épaisseur, et cette augmentation de volume est due à la présence d'un myome presque énucléable dont les faisceaux au lieu d'être en lames, sont enchevêtrés comme ceux des myomes ordinaires. Dans les interstices cellulaires de la paroi, on trouve des quantités de vaisseaux sanguins très dilatés.

La surface interne est lisse, d'apparence muqueuse, de coloration brunâtre, recouverte en certains points de lamelles minces ressemblant à des stratifications de fibrine (due peut-être à l'hémorrhagie intra-kystique). D'une façon générale cette surface ressemble à la paroi d'un kyste hématique, ce qui est en rapport avec les données fournies par la ponction.

Observation VII (inédite).

(Recueillie dans le service de M. Millard, par Berthaut, interne des hôpitaux.

Fibrome utérin. — Thrombose de la veine fémorale gauche. — Guérison de la thrombose.

La nommée X..., âgée de 40 ans, domestique, est entrée le 15 décembre 1881 à l'hôpital Beaujon, service de le Dr Millard, salle Sainte-Marthe, n° 5.

Ordinairement bien portante, cette femme a toujours eu une menstruation régulière. Une seule grossesse, terminée par un accouchement à terme, il y a vingt-deux ans.

Depuis le mois d'août 1881, la menstruation est supprimée; les dernières règles n'ont rien présenté de particulier. A cette époque un médecin examina la malade qui souffrait dans le ventre, et constata dans la région hypogastrique la présence d'une tumeur dure, arrondie, volumineuse, située sur la ligne médiane; il pensa qu'il s'agissait d'une grossesse. Jamais il n'y avait eu de métrorrhagies.

Vers le 15 septembre, le médecin traitant conseilla le séjour à la campagne; mais la malade continuant à souffrir revint bientôt à Paris. Au mois d'octobre M. Millard examina la malade; Il trouva dans la région hypogastrique une tumeur médiane, dure, et reconnut que cette tumeur était constituée par un myôme de l'utérus. Il conseilla le repos et l'usage d'une ceinture abdominale.

Huit jours avant son entrée a l'hôpital, la malade avait commencé à travailler un peu, mais après cinq ou six jours elle ressentit tout à coup pendant la nuit des douleurs abdominales extrêmement vives, sans vomissements, avec augmentation du volume du ventre et constipation.

Le jour de l'entrée à l'hôpital le ventre est moins volumineux que les jours précédents. Dans la région hypogastrique, on sent une tuméfaction irrégulière sensible à la pression, surtout du côté gauche et ne dépassant pas l'ombilic.

Douleurs pendant la miction, fièvre, diminution de l'appétit. Diagnostic : phlegmasie du péritoine autour du myome utérin. Vésicatoires.

Le 17 décembre. Pas de fièvre, douleurs moindres, appétit modéré.

Le 20. La malade n'ayant pas uriné depuis la veille, 2 heures du soir, on pratique le cathétérisme qui est répété deux fois par jour.

Le 21. Œdème douloureux du membre inférieur gauche. Œdème du flanc gauche et de la région lombaire. Cette phlegmatia alba dolens est attribuée et paraît due à une compression abdominale. Le membre malade est enveloppé avec de la ouate et du taffetas gommé.

1er janvier 1882. La malade n'a plus besoin d'être sondée, il se fait une grande amélioration dans son état, et le 7 janvier les douleurs ont complètement disparu. L'œdème du membre inférieur gauche diminue sensiblement.

Le 10. L'œdème du membre inférieur a presque complètement disparu ; la tumeur abdominale a diminué de volume, elle est plus arrondie, plus régulière.

Le 20. L'œdème n'existe plus. La malade commence à se lever, le membre inférieur gauche revêtu en entier d'un bas élastique, muni d'un cuissard.

Le 5 février. La malade sort de l'hôpital, complètement guérie de la phlegmatia alba dolens et de l'inflammation péritonéale. La marche est assez facile. Le ventre n'est plus douloureux et la tumeur fibreuse est devenue globuleuse et régulière.

Observation VIII.

(Publiée par M. le Dr Sevestre, dans le Progrès médical du 7 septembre 1878).

Une femme de 53 ans entra vers la fin de juillet à la salle Sain-Joseph, avec une tuméfaction du ventre qui avait débuté huit mois auparavant et s'était accompagnée depuis trois mois de douleurs assez vives ; en outre, il s'était produit un gonflement des membres inférieurs, d'abord à gauche, puis à droite : ces membres étaient au moment de l'entrée de la malade le siège d'un œdème dur, sillonné de nombreuses dilatations veineuses. Je n'insisterai pas sur les différents symptômes révélés par l'examen physique ; je dirai tout simplement que l'on trouvait de l'ascite et en outre dans la profondeur une tumeur assez dure pouvant être comparée, pour le volume à la tête d'un enfant d'une dizaine d'années.

Il s'agissait manifestement d'une tumeur ovarique, et je crus ne pas trop m'avancer en diagnostiquant une tumeur maligne de l'ovaire ; les symptômes présentés par la malade, particulièrement l'apparence cachectique, les douleurs abdominales, le développement assez rapide de la tumeur autorisant ce diagnostic. Aussi, après avoir demandé de faire passer cette malade dans un service de chirurgie, je n'insistai pas beaucoup pour la faire accepter, ne pensant pas qu'il y eût lieu de lui faire une opération, ni même une ponction.

La malade resta donc dans le service, et parut éprouver d'abord une amélioration, sous l'influence du repos, des bains et de quelques purgatifs légers ; mais cette amélioration était purement locale et ne se faisait nullement sentir sur l'état général. Les choses en étaient là et la malade ne se plaignait plus guère que de temps en temps de douleurs abdominales, lorsque dans la nuit du 15 au 16 août, elle eut une attaque d'oppression extrêmement intense et à laquelle on crut d'abord qu'elle allait succomber ; la dyspnée diminua cependant, et le 16, au moment de la visite, la respiration bien que gênée encore était cependant beaucoup plus calme ; la faiblesse de la malade ne permit pas de l'ausculter en arrière, en avant on ne percevait rien d'anormal, mais en raison du développement subit des accidents survenant pendant le sommeil et réveillant la malade, je pensai que nous étions en présence d'un cas d'embolie pulmonaire dont les caillots des veines fémorales pouvaient être le point de départ. Le lendemain la malade respirait plus librement, pouvait donner quelques renseignements, et l'auscultation nous révélait alors l'existence d'un épanchement pleural du côté droit, insuffisant néanmoins pour expliquer l'intensité et surtout la brusquerie de la dyspnée.

Dans la nuit du 17 au 18 survint un nouvel accident ; la malade avait eu une autre attaque sur laquelle on donnait peu de renseignements. Le lendemain matin on la trouvait complètement aphasique, mais comprenant parfaitement toutes les questions et y répondant par des signes de tête ; elle présentait en outre une hémiplégie du côté droit. La respiration était plus gênée que la veille sans que l'auscultation donnât des résultats bien nets ; cette oppression augmenta dans la journée, et la mort survint le 19 avec des phénomènes d'asphyxie.

A l'autopsie on trouva une oblitération de la carotide interne du côté gauche et un ramollissement cérébral commençant particulièrement dans le territoire de l'artère sylvienne.

Quant au poumon, voici ce que l'on constata : le tronc de l'artère pulmonaire était libre et contenait seulement un caillot mou et noir ; au contraire les deux branches de cette artère étaient obstruées par des caillots blancs, résistants, placés à cheval sur le point de division des vaisseaux et se prolongeant dans toutes les divisions, sauf deux ou trois qui étaient libres ; ces caillots présentaient, pour la plupart, les caractères de caillots emboliques.

Dans les veines iliaques on trouvait des caillots rompus à leur extrémité supérieure, au niveau du point où ces vaisseaux se réunissent pour former la veine cave. Quant à la tumeur, c'était une tumeur solide de l'ovaire droit et constituée par la réunion de tumeurs de composition très diverse. Cette tumeur avait déterminé une péritonite assez étendue.

OBSERVATION IX (inédite).

(Recueillie par M. Desnos, interne des hôpitaux).

Tumeur fibro-kystique de l'utérus. — Thrombose de la veine fémorale gauche. — Mort.

La nommée L..., âgée de 41 ans, couturière, entre à l'hôpital de la Pitié, le 31 décembre 1876, salle Saint-Charles, n° 11, serviee de M. le professeur Lasègue.

Pas d'antécédents héréditaires. Bonne santé jusqu'au début de la maladie actuelle. Il y a neuf mois cette malade s'aperçut qu'elle avait au-dessous de l'ombilic une grosseur du volume d'une noix, indolente et bien limitée. En même temps elle commença à avoir des pertes blanches assez abondantes et cet écoulement n'a pas cessé depuis. Six semaines après s'être aperçue de cette grosseur, elle eut des pertes de sang qui survinrent brusquement en dehors des époques menstruelles. Ces pertes étaient très abondantes et mêlées de caillots. Pendant le premier mois, ces pertes se renouvelaient à peu près deux fois par semaine, et duraient de une heure à une heure et demie chaque fois. Peu à peu elles diminuèrent de fréquence et ne survinrent plus que deux fois par mois. Elles ont toujours été accompagnées de violentes douleurs dans les reins et le bas-ventre. Depuis un mois ces pertes n'ont pas reparu mais la tumeur a augmenté rapidement. Dans les derniers mois les forces ont diminué progressivement et la malade s'est beaucoup amaigrie.

Etat actuel. — Facies jaune paille; douleurs dans les reins et l'abdomen continues, sans exacerbation; pertes blanches abondantes. A la vue, légère augmentation du volume de l'abdomen. Au palper, dans la fosse iliaque gauche et se prolongeant jusqu'à la ligne médiane, on sent une tumeur arrondie, bien limitée, surtout en dehors, un peu moins grosse qu'une tête de fœtus, non douloureuse au toucher, assez mobile.

Par le toucher vaginal on trouve les parois du vagin anfractueuses, rétrécies, occupées par des masses indurées; le col est à sa hauteur normale, dur, anfractueux ; le museau de tanche est dirigé à gauche et entr'ouvert, le doigt peut y pénétrer, et on trouve les parois inégales et indurées.

Ni constipation, ni diarrhée.

Au milieu de janvier, la tumeur est un peu augmentée, et il survient un œdème assez considérable des membres inférieurs. Cet œdème augmente rapidement et remonte au-dessus des genoux.

Vers le commencement de février, l'œdème diminue peu à peu et n'existe plus qu'aux malléoles. L'état général est mauvais ; la malade a une teinte cachectique. La tumeur est un peu douloureuse.

Dans la nuit du 12 février, la malade a été prise d'accidents de péritonite. Ventre tendu, douloureux, ballonné. Langue sèche, vomissements incessants, bilieux, fièvre, constipation.

Cet état dure pendant une dizaine de jours au bout desquels l'état aigu s'amende. A la suite de ces symptômes la tumeur a grossi, elle est mal limitée, surtout du côté de la fosse iliaque gauche.

Le 2 mars l'œdème des deux malléoles augmente et il est plus marqué du côté gauche. Le lendemain, développement d'une phlegmatia alba dolens de la cuisse gauche ; œdème considérable, empâtement douloureux de la cuisse et du genou, douleur vive au toucher le long du trajet de la veine fémorale ; mais on ne sent pas de cordon induré, la douleur empêchant une palpation un peu profonde.

L'état général de la malade devient de plus en plus mauvais, l'œdème gagne la partie externe de la cuisse jusqu'à la hanche. A droite il reste limité aux malléoles.

La malade meurt le 12 mars.

Autopsie. — Quantité assez considérable de liquide péritonéal trouble et chargé de flocons blanchâtres. Nombreuses adhérences péritonéales à divers degrés de formation ; quelques-unes très anciennes et très résistantes. Organes thoraciques et abdominaux sains.

Tumeur solide, dure, ligneuse, presque sessile, développée aux dépens du corps de l'utérus ; cet organe a été entraîné dans la fosse iliaque gauche où il est fixé par des adhérences. La tumeur a le volume d'une tête d'enfant.

A la coupe, c'est une tumeur dure, résistante, criant sous le scalpel, à fibres blanchâtres, creusée de trois à quatre excavations assez rapprochées de la périphérie et pleines d'un liquide gris sale parsemé de granulations grisâtres non adhérentes. Elle semble s'être développée dans le tissu même de l'utérus.

La veine iliaque primitive est recouverte de fausses membranes épaisses, résistantes qui l'unissent à la tumeur. Elle renferme un caillot jaunâtre terminé au-dessus de la bifurcation et qui envoie un prolongement dans la veine iliaque interne et un dans la veine iliaque externe ; ce dernier se prolonge dans la veine fémorale profonde. Ce caillot est peu adhérent, parsemé de stries rougeâtres.

Les parois de la veine ont une coloration lie de vin.

Observation X (résumée).

(Kürz. Deutsche Zeitschrift fur prakt. med., 1877).

Fibrome de l'utérus. — Thrombose de la fémorale gauche. — Mort.

Mme X..., âgée de 51 ans, avait pendant longtemps des ménorrhagies avec vives douleurs au moment des règles. Peu à peu les hémorrhagies vinrent à des intervalles irréguliers de plus en plus abondantes. On constata la présence d'une vaste tumeur abdominale, s'étendant presque à l'angle des côtes et remplissant le cul-de-sac postérieur du vagin. En un point on percevait une fluctuation obscure. Le toucher permit de s'assurer que c'était un myome utérin partiellement ramolli. Peu à peu la malade tomba dans un marasme profond : accélération du pouls, fièvre, vomissements, *œdème douloureux du membre inférieur gauche*, plaques gangréneuses au sacrum ; enfin la mort survint après une hémorrhagie profuse, au milieu de phénomènes dyspnéiques.

A l'autopsie on trouva, sur la plèvre pariétale et dans les poumons de petits noyaux constitués par un sarcome très riche en cellules. Tumeurs de même nature à la face inférieure du foie.

Quant à la tumeur abdominale, elle adhérait au cæcum, à l'intestin grêle, au bassin, au rectum ; la masse principale occupait les trois quarts de l'utérus et était enveloppée de fibres musculaires.

A l'examen microscopique, on constata que la tumeur était un fibromyome en partie ramolli, ayant subi, en quelques points, la dégénérescence kystique ; on y trouvait en outre des foyers apoplectiques et de petits noyaux sarcomateux ayant les mêmes caractères que ceux des poumons.

L'œdème du membre inférieur s'expliquait par une thrombose de la veine iliaque gauche.

Observation XI.

(Boivin et Dugès, t. I, p. 369).

Lobel, 49 ans, cuisinière, entre à la Maison de Santé pour une inflammation chronique et de forme érysipélateuse de la jambe droite.

La grande pâleur de cette femme, sa constitution lymphatique, son énorme embonpoint firent penser que l'inflammation du membre pourrait être causée par la compression des vaisseaux sanguins et lymphatiques par l'utérus ou quelques-uns de ses annexes à l'état normal. La malade avait eu cinq enfants à terme ; depuis six ans elle avait cessé d'être réglée et depuis cette époque elle était sujette à des flueurs blanches très abondantes. Dans la dernière semaine qui précéda son entrée à la Maison de Santé elle eut une hémorrhagie assez abondante, et elle éprouvait la sensation d'un poids à l'intérieur du vagin à droite. Ce canal était rempli par une tumeur volumineuse, solide, lisse, insensible. Elle occupait trop d'espace et les parties génitales externes présentaient trop d'épaisseur pour qu'il fût possible d'atteindre à la racine de cette tumeur, ni même à l'orifice utérin. Etait-ce un polype, ou un prolongement squirrheux du museau de tanche ? Examinée par Dubois père, celui-ci pensa que l'on était en présence d'un polype dont il remit la ligature à quelques jours. L'opération fut faite. La malade ne se plaignit d'aucune espèce de douleur ; on serra la ligature le troisième jour. Il commença alors à se faire un écoulement abondant de matière sanguinolente ; les jours suivants l'écoulement était noirâtre d'une odeur fortement putride. La ligature fut serrée plusieurs fois pendant l'espace de dix jours. Le treizième jour il sort par le vagin une substance d'un brun noirâtre, mollasse, fibreuse, du volume d'une grosse noix, et d'une forme irrégulière. Ce corps étranger ne pouvait être qu'une très petite portion de la tumeur. En effet, le fil avait glissé et il restait encore une portion considérable du polype, sur laquelle on appliqua une nouvelle ligature, quinze jours après la première opération. Quatre jours plus tard le serre-nœud tomba encore une fois, mais alors l'écoulement était puriforme et sans odeur. Je touchai la malade ce même jour et trouvai la lèvre antérieure du museau de tanche large, molle et mince. Une tumeur semblable à la grosse extrémité d'un œuf ordinaire occupait l'intérieur du col ; elle était lisse, insensible au toucher ; mais nous ne pûmes distinguer si cette portion de tumeur faisait partie de celle qui avait été liée ou si elle appartenait à la lèvre postérieure du museau de tanche.

La malade, sur ces entrefaites, voulut absolument quitter l'hôpital, et pendant son séjour l'enflure et l'inflammation de la jambe s'étaient complètement dissipées.

Observation XII (résumée).

(Boivin et Dugès, t. I, p. 371).

Polype de l'utérus avec infiltration des membres abdominaux.

Mme M..., âgée de 30 ans, s'était toujours bien portée jusqu'à l'âge de 27 ans. Mariée à 16 ans, elle eut successivement trois couches heureuses et à terme ; depuis trois ans sa santé s'est altérée, elle est sujette aux flueurs blanches. Elle avait été parfaitement réglée depuis l'âge de 12 ans ; mais neuf mois avant de se présenter à nous elle fut prise d'une hémorrhagie violente, et depuis lors le sang ne cessa pas de couler malgré les soins entendus de plusieurs médecins. Deux mois avant son entrée à l'hôpital, le médecin ordinaire lui annonça qu'elle avait un squirrhe du col de l'utérus.

Cette femme, qui gardait le lit depuis plusieurs mois, était d'une pâleur extrême. Les deux membres abdominaux étaient très infiltrés ; la malade ne pouvait fléchir ni les cuisses ni les jambes. On reconnut la présence d'un gros polype pédiculé, dont on fit la ligature. La tumeur présentait à son centre un noyau dur et difficile à entamer.

Cette femme fut prise de quelques symptômes d'adynamie ; l'état d'épuisement dans lequel elle était tombée à la suite de ces pertes rendit sa convalescence longue et difficile. Néanmoins, à force de toniques elle finit par guérir complètement. Six ans plus tard, la malade succomba à un cancer de l'utérus.

Observation XIII (résumée).

(Publiée par M. Barth, dans les Bulletins de la Société anatomique de 1848).

Une femme de 42 ans entre à l'infirmerie de la Salpêtrière, pour des pertes sanguines et un écoulement blanc abondant. Elle est très anémiée, pâle, décolorée, et a un œdème considérable des deux jambes. Au-dessus du pubis on sent des tumeurs faciles à circonscrire et qui plongent dans le bassin. Dans le vagin on sent des inégalités. A tous ces caractères on crut reconnaître que l'on avait affaire à un cancer de l'utérus avec tumeurs fibreuses. Bientôt l'œdème des membres inférieurs augmenta surtout du côté gauche, où il remonta jusqu'au bassin. Diarrhée, marasme, mort.

A l'autopsie on trouva un utérus déformé par des tumeurs fibreuses multiples, mais il n'y avait pas trace de cancer. Les veines des membres ne furent pas ouvertes.

Observation XIV (résumée).

(Publiée par M. Guyot, dans les Bulletins de la Société anatomique de 1854).

Fibrome de l'utérus. — Thrombose des deux veines fémorales. — Mort.

La malade, âgée de 63 ans, a été observée la première fois, par M. Guyot, le 21 février 1854. Elle n'a jamais eu d'enfants, elle a cessé d'être réglée à 51 ans, sans aucun accident à cette époque. Deux à trois ans après, pertes assez abondantes qui n'ont toutefois pas empêché la malade de vaquer à ses occupations; mais, il y a dix-huit mois, ces pertes sont devenues presque quotidiennes et la santé, qui avait été bonne jusqu'alors, s'est beaucoup altérée. Au mois d'août 1853, la malade est entrée dans le service de M. Robert qui l'a, dit-elle, opérée d'un petit polype. Elle est restée vingt-neuf jours à l'hôpital et elle a eu, pendant ce temps, trois métrorrhagies.

M. Robert, ayant reconnu un corps fibreux de l'utérus, lui a recommandé diverses précautions hygiéniques.

Depuis sa sortie, jusqu'en février 1854, la malade s'est assez bien portée; elle n'a eu que quelques pertes peu abondantes. C'est alors que survint un gonflement considérable du membre abdominal droit, accompagné de quelques douleurs, et la malade entra à l'hôpital.

Etat actuel.— Constitution détériorée, teinte pâle des téguments, pas d'appétit, peu de sommeil, un peu de diarrhée.

Le membre abdominal droit présente, dans toute son étendue, un œdème considérable. La palpation à l'hypogastre fait facilement reconnaître une tumeur dure, peu mobile, qui a refoulé les intestins en haut. Le doigt, introduit dans le vagin, sent distinctement le col et perçoit les mouvements imprimés à la tumeur par la main.

Cette tumeur appartient évidemment à l'utérus. Quelques douleurs de reins. Avant la diarrhée, dont elle est atteinte depuis quelques jours, la malade était sujette à de la constipation. Pas d'envies fréquentes d'uriner.

Du 21 février au 10 mars, trois métrorrhagies dont une assez abondante.

A ce moment, diarrhée peu intense, bientôt incoercible. L'œdème envahit l'autre membre. Mort le 12 avril.

Autopsie. — L'utérus mesure 15 centimètres d'avant en arrière, 12 transversalement, 10 en profondeur. Sa face supérieure présente 2 bosselures fluctuantes ; sous ces bosselures, deux corps fibreux de consistance molle ; au bord supérieur, deux autres petits corps fibreux. A l'insertion du ligament rond du côté gauche existe un petit corps dur blanchâtre, gros comme une bille, d'une structure fibreuse.

La cavité de l'utérus est petite ; plusieurs corps fibreux occupent la paroi antérieure de l'utérus. Distension des uretères et des bassinets.

Les deux membres abdominaux sont considérablement œdématisés. La veine fémorale gauche, depuis l'anneau du troisième adducteur jusqu'à la veine iliaque primitive, renfermait un caillot qui n'a pu être étudié avec soin, les veines n'ayant été ouvertes que huit jours après l'autopsie. Le caillot de la veine fémorale droite ne se prolongeait que jusqu'à la veine iliaque externe.

Observation XV.

(Dans Bernutz et Goupil, t. I, p. 371).

Le 24 mai 1859 entre, dans le service de M. Becquerel, salle Sainte-Geneviève, n° 31, une allemande de 30 ans, femme de chambre, d'une bonne constitution, qui n'a jamais eu encore de maladies sérieuses ; elle est malade, dit-elle, depuis dix jours seulement. Elle a été réglée à 15 ans ; depuis lors, la menstruation, qui n'a jamais été interrompue par aucune grossesse, a été règulière. La dernière menstruation a eu lieu le 15 mai ; mais cette fois, les règles, au lieu de couler comme à l'ordinaire, pendant trois jours, se sont brusquement arrêtées le second jour, sans cause appréciable. Depuis lors, la malade a éprouvé des douleurs abdominales vives qui l'ont obligée de garder le repos absolu au lit ; elle a été en proie à de la fièvre, à des nausées, à des vomissements et à une insomnie continue ; cependant elle n'a pas fait venir le médecin, bien que, pendant ces dix jours, elle se soit aperçue du développement, dans la partie inférieure du ventre, d'une tumeur assez volumineuse. La persistance des douleurs et de l'état grave dans lequel elle se trouvait ont enfin décidé cette malade, après dix jours d'expectation complète, à entrer à l'hôpital où, le lendemain matin, elle présente l'état suivant.

Elle paraît très fatiguée ; les joues sont colorées, la peau chaude, le pouls petit, dépressible à 108 pulsations. Inappétence, langue couverte d'un enduit saburral; plus de nausées, ni de vomissements; constipation opiniâtre que les lavements n'arrivent pas à vaincre. La malade se plaint de douleurs vives qui, à partir de l'ombilic, occupent toute la partie inférieure du ventre et l'obligent à rester presque immobile dans le décubitus dorsal. A partir de l'ombilic, l'abdomen est volumineux, tendu ; cependant, la peau ne présente rien de particulier, elle glisse facilement sur la tumeur intra-abdominale sous-jacente qui fait constater la palpation. Cette tumeur s'étend depuis l'ombilic jusqu'à la région inguinale gauche, dépassant un peu à droite la ligne blanche, et remplaçant à gauche toute la fosse iliaque. Cette tumeur, assez régulièrement arrondie supérieurement, complètement immobile, remplit toute la moitié gauche de la partie inférieure de l'abdomen, s'arrête à droite, au-delà de la ligne médiane, mais sans qu'il soit possible de déterminer sa délimitation précise ni à gauche, ni à droite. La palpation, qui fait constater au niveau de cette tumeur une espèce de crépitation qu'on a attribuée aux épanchements sanguins, ne permet pas de déterminer quels sont les rapports de la tumeur avec le fond de l'utérus, alors même qu'on combine la palpation avec le toucher vaginal. Cette dernière exploration fait constater que le col utérin, fortement devié à droite, est appliqué contre la face postérieure des pubis. A gauche du col, on trouve une tumeur dure, rénitente, sans fluctuation manifeste qui, de la partie gauche du col se reporte en arrière de cet organe, de manière qu'on pourrait croire, au premier abord, que cette partie postérieure de la tumeur est le corps de l'utérus en rétroflexion. Mais non seulement il n'existe pas de sillon de séparation entre ces deux parties de la tumeur proéminente dans le vagin, mais les mouvements imprimés par la palpation hypogastrique se communiquent directement à l'une et à l'autre, tandis que le doigt, appliqué sur le col, n'a pas la perception des mouvements imprimés à la tumeur.

La partie de la tumeur proéminente dans le vagin est arrondie, égale, insensible ; on sent qu'elle se continue avec la partie de la tumeur placée au-dessus du détroit supérieur du bassin, qui est plus évasée, remplit la moitié de l'excavation pelvienne et semble se confondre à gauche avec l'enceinte osseuse.

La malade assure que cette tumeur n'existait pas avant la période menstruelle du 15 mai et qu'elle ne l'a aperçue que depuis ; du reste, avant cette époque, elle n'avait senti aucun malaise qui pût faire croire à une affection utérine antécédente. Envies d'uriner très fréquentes. Les organes respiratoires ne présentent rien à noter.

Prescription. — 50 sangues sur la région abdominale ; 0,15 centigr. d'opium à doses fractionnées ; cataplasmes.

Le 26. Amélioration notable ; les coliques abdominales ont presque disparu, la fièvre a diminué, le sommeil a été calme ; la malade dit être guérie. Cependant, la tumeur conserve le même volume, mais la palpation est moins douloureuse.

Prescription. — Nouvelle application de sangsues ; 2 verres d'eau de Sedlitz qui amènent plusieurs selles ; 0,10 centigr. d'extrait thébaïque.

L'état général s'améliore un peu dans les six jours suivants, la fièvre diminue, les douleurs ne se manifestent plus que dans les mouvements ; cependant, le toucher vaginal, répété chaque jour, ne fait constater aucun changement ni dans la situation, ni dans le volume de la tumeur qui semble être un peu plus dure que lors de l'entrée de la malade à l'hôpital.

2 juin. Tous les phénomènes du début reparaissent avec la même intensité et se compliquent de vomissements qui durent trois semaines environ.

La malade s'affaiblit sans présenter cependant aucun symptôme alarmant.

Le 15. L'époque menstruelle n'est indiquée par aucun symptôme utérin, la menstruation n'a pas lieu. Après quelques jours, pendant lesquels la malade éprouve des douleurs dans la cuisse droite, œdème de ce membre inférieur, lié à l'existence d'une phlébite de la veine crurale. Ces douleurs s'étaient un peu calmées, la malade ne présentait aucune aggravation notable ; rien ne faisait prévoir le 30, à la visite du matin, qu'elle dût mourir subitement dans la journée.

Autopsie. — Vingt-quatre heures après la mort.

Cerveau pâle, membranes non adhérentes. Les poumons sont sains. Le cœur présente dans le ventricule gauche un caillot fibrineux décoloré, non adhérent. Le foie, les reins, la rate sont sains.

Aucun épanchement intra-abdominal. Les anses intestinales sont déjetées à droite et en haut ; elle ne présentent pas de traces d'injection, ni de fausses membranes, sauf l'S iliaque qui passait au-devant de la tumeur.

L'utérus, d'un volume normal, est déjeté à droite ; son col est fortement appliqué contre le pubis. Cet organe est parfaitement sain ; les ligaments larges, examinés soigneusement, sont normaux, les ovaires également ; les ligaments ronds sont intacts. L'utérus n'a aucune connexion avec la tumeur qui a simplement refoulé cet organe à droite et contre le pubis, en étendant le ligament large gauche qui, comme je l'ai dit, ne présente pas de lésion.

Cette tumeur, développée dans le tissu cellulaire sous-péritonéal dc la fosse iliaque gauche et prévertébral, propulsant en avant le péritoine et tous les organes intra-abdominaux, de manière à être sous-jacente aux parois abdominales, offre une telle tension que, même sur le cadavre, elle ne présente pas de fluctuation manifeste. Elle commence au niveau du corps de la deuxième vertèbre lombaire, qu'elle couvre tout entier; se dévie un peu à gauche pour descendre devant la moitié gauche du corps des autres vertèbres; remplit latéralement la fosse iliaque gauche, chasse en avant l'S iliaque, vient, par son extrémité inférieure, comprimer la vessie et déjeter en avant et à droite le col utérin; la partie la plus inférieure de cette tumeur correspond au cul-de-sac rétro-utérin qui ne présente pas d'adhérences péritonéales.

Cette tumeur est constituée par une poche très dense, formée de membranes fibreuses d'une épaisseur de 4 à 5 millimètres environ; elle est divisée par des replis épais fibreux, sorte de plicatures de la membrane fibreuse intérieure en plusieurs poches, mais qui communiquent toutes librement les unes avec les autres. Elle est remplie, distendue même par une énorme quantité, 3 litres environ de pus jaunâtre, mal lié. Ce kyste, d'un tissu cellulo-fibreux formé aux dépens du tissu cellulaire de la gaine du psoas, s'énuclée facilement et laisse voir au-dessous de lui le côté gauche de la colonne vertébrale, qu'il n'intéresse pas et qui n'offre aucune altération, le psoas qui est aplati, mais sain, les vaisseaux et les nerfs qui sont également sains. Cette tumeur comprime aussi la veine cave inférieure qui est saine: mais il existe dans la veine fémorale des caillots qui oblitèrent ce dernier vaisseau.

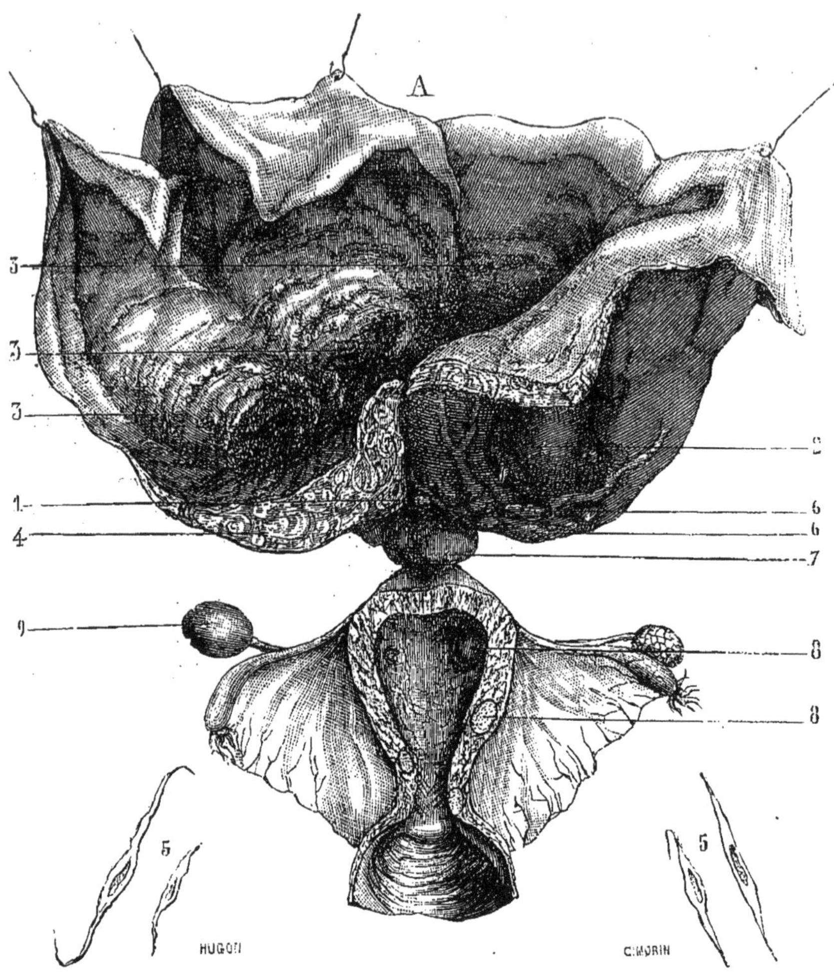

PLANCHE I.

A. Myome utérin kystique ouvert. — 1, Pédicule. — 2, Tumeurs fibreuses de la paroi. — 3, 3, 3, Dépôts fibrineux à la face interne du kyste. — 4, Tissu fasciculé. — 5, 5, Fibres musculaires lisses. — 6, 6, Sinus veineux périphériques. — 7, Corps fibreux. — 8, 8, Corps fibreux sous-muqueux. — 9, Kyste ovarique gauche.

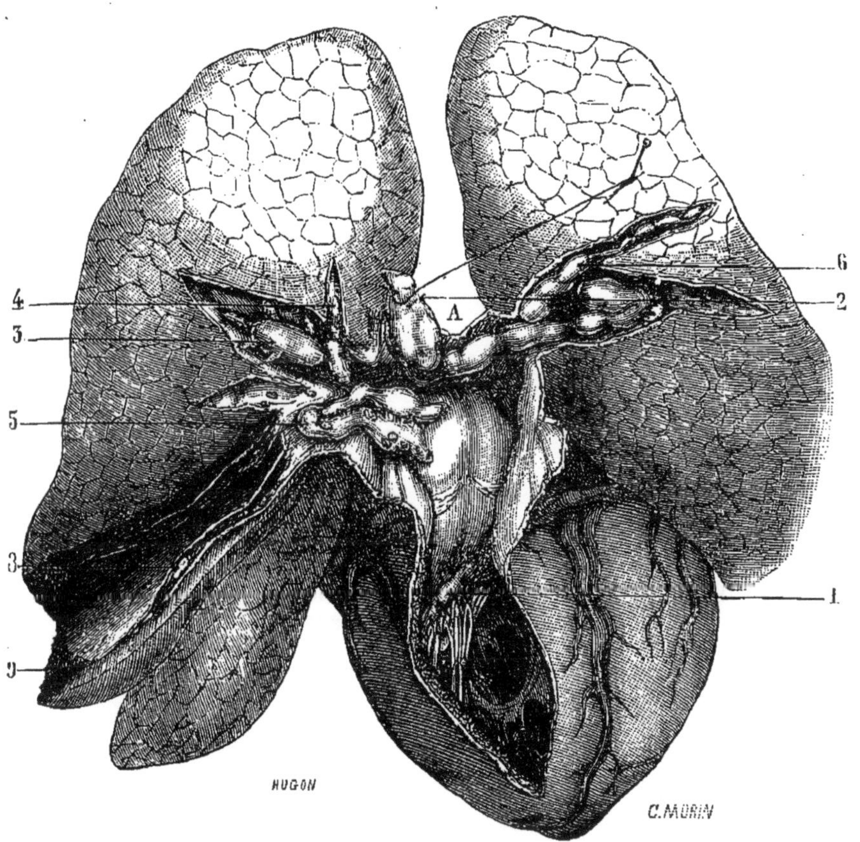

PLANCHE II.

A, A. Eperon de division de l'artère pulmonaire. — 1, Caillot embolique intriqué dans les cordages de la valvule tricuspide.— 2, Caillot embolique à cheval sur l'éperon de l'artère pulmonaire (la tête du caillot, en forme de tête de serpent, est relevée par une érigne). — 3, Caillot gris jaunâtre, branches, du lobe moyen. — 4, Caillot jaunâtre de la branche supérieure droite. — 5, Caillot recourbé de la branche inférieure droite. — 6, Caillot de la branche supérieure gauche. — 7, Caillot recourbé et fortement coudé de la branche inférieure gauche. — 8, Petit caillot embolique indépendant du poumon droit. — 9, Infarctus hémoptoïque du même poumon.

(Les planches ont été faites d'après les dessins de M. Ch. Rémy).

Paris. — Typ. A. Parent, rue Monsieur-le-Prince 31.
A. Davy, successeur.